12관절운동과 수면호흡법

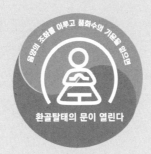

음양의 조화를 이루고 풍화수의 기운을 얻으면

환골탈태의 문이 열린다

12관절운동
과
수면호흡법

• 이상훈 지음 •

자유문고

추천사

이 책은 99세까지 팔팔하게 살 수 있는 9988비결, 일명 활선도活
仙道 수련을 위한 책이다. 어렵지 않기에 쉽게 익힐 수 있어 누구
나 무병장수할 수 있다. 인생의 불행은 나이 먹는 데서 온다. 신체
기능이 급격히 떨어져 병원과 이웃사촌 간이 되기 때문이다. 관절
운동, 호흡수련, 명상수련을 매일매일 하다 보면 어느새 음양오행
의 자연원리가 내 몸에 들어와 있어 신체가 잘 작동하기에 기분도
상쾌하다.

_박승주 박사(세종로국정포럼 이사장)

오늘날 인간의 욕심으로 인한 자원남용과 무분별한 개발로 인한
기후재앙과 지구환경의 파괴가 심각한 문제로 대두되고 있다. 코
로나와 같은 인간의 생존을 위협하는 여러 가지 문제가 발생되고
있는 시기에 이 책에서 주장하는 내용은 인간의 생명과 건강을 위
해 소중한 의미를 담고 있다고 생각한다. 만성피로와 만성염증을
해결해 주는 수련법은 현대인에게 꼭 필요하다고 생각한다.

_이철용 회장(견체학박사, 한국진도견협회 회장)

이 책에서 저자는 우리 인간의 생명력의 근원과 본질을 음양오행으로 보고 이를 바탕으로 풍화수의 운기법과 음양 밸런스를 조절하는 것이 만성염증을 해소하는 길이라고 주장하고 있다. 그리고 자연에서 얻는 좋은 음식을 잘 섭취하고 자연의 기를 호흡하는 호흡법과 숙면을 통해 건강해질 수 있다는 수련법을 제시하고 있다. 요즘 자연환경의 파괴로 인해 인간의 건강권이 위협받는 시기에 소중한 가치를 지니고 있다고 생각한다.

_이범직 교수(건국대학교 명예교수, 문학박사)

인간이 생명을 유지하기 위해서는 음식을 통하여 영양분을 얻고 소화하는 과정이 필요하다. 소화된 영양분은 혈액을 통하여 순환되고 에너지가 발생된다. 이처럼 대사과정에 의해 발생된 부산물과 노폐물은 배설기관에 의해 몸 밖으로 배출되어진다. 이러한 전 과정을 원활하게 하기 위하여 걷기호흡법과 12관절운동은 바쁜 현대인에게 필수적으로 권장하고 싶은 효과적인 운동법이라고 느껴진다. 특히 급격한 기후환경의 변화로 각종 전염성 질병이 발생할지 모르는 열악한 상황하에서는 면역력과 건강을 지키기 위해 수면호흡법을 수련하는 것이 필요하다고 생각한다.

_최낙원 원장(성북성심병원 병원장)

머리글

유년시절, 우연히 인간은 정신적으로나 육체적으로 너무 나약한 존재라는 생각을 하게 되었다. 그리고 어느 날 문득, 나약한 인간의 한계를 초월하고자 하는 의식이 조금씩 내면 속에 자리잡게 되었다. 이후 인간은 그 잠재능력을 10%도 발휘하지 못한다는 사실을 알게 되었다. 이는 인간의 무한한 잠재능력의 개발과 초능력에 대한 관심이 이어졌고 이에 따른 여러 가지 노력을 하게 되었다. 서적을 통해 원리를 탐구하거나 육체를 단련하는 다양한 운동을 하게 된 것이다. 지압, 침술, 팔단금, 요가, 단전호흡, 태권도, 유도, 합기도, 쿵후 등 여러 분야에 관심을 가지고 익히게 된 것도 이러한 이유 때문이다. 고등학교 2학년 때부터는 참선수행을 하기 시작해서 이후 30여 년간을 열심히 수련하였다. 인간 내면세계의 신비한 면과 다양한 변화를 체감하며 황홀한 경험도 하였다.

30대 시절 조기축구회에서 좌측 복숭아뼈에 골절이 생겼는데, 다시 이 부위에 금이 가는 부상을 당하는 일을 겪었었다.

나이가 들어가면서 이러한 부상 후유증과 어릴 때 각종 부상으로 인해 잠복해 있던 것들이 중첩되어 여러 가지 불편한 자각 증상들이 나타났다. 그래서 내 나름대로 동서양 의학의 지식을 쌓으면서 문제를 해결하려고 다양한 노력을 하였다. 그리고 『황제내경』을 보던 중 관절운동의 중요성을 알게 되었다. 물론 『황제내경』에 관절운동의 방법에 대한 구체적 내용은 없었지만 노력 끝에 나름대로의 방법을 찾아낸 것이다.

관절운동을 지속적으로 보완하면서 25년 정도 수련한 시점에서 호흡법의 필요성을 느끼게 되었는데, 중학생 시절부터 관심을 가지고 틈틈이 익혔던 것이라 관절운동과 호흡법을 병행한 것이 신기하게 시너지 효과를 얻었다.

신체 내부의 기의 은밀한 움직임을 느낄 수 있는 특이한 체질을 가진 나는 한의학과 음양오행에 대한 지식을 얻고 이를 바탕으로 좀 더 종합적이며 체계적으로 사고하게 되었다.

아직 갈 길이 멀지만 더 전진하고 성장 발전하기 위한 단계로 삼기 위해 이 책을 펴낸다. 건강을 회복하거나 건강한 삶을 살고자 하는 사람들, 스포츠 분야나 다른 분야에서 자신의 한계를 뛰어넘어 잠재된 능력을 개발하고자 하는 이들에게 도움이 되었으면 한다.

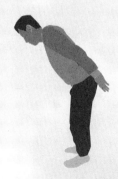

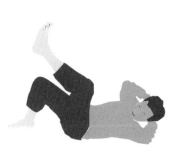

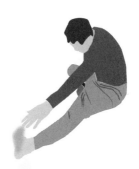

1. 인간은 어떤 존재인가?

1) 건강과 성공적인 인생

성공적인 인생이라는 것은 무엇일까?

이런 논제와 관련된 내용으로 공자는 '수신제가치국평천하'의 도리를 설파하였다. 공자의 논리를 참조하여 성공적인 인생의 요소를 건강, 경제적 여유, 자손의 번영, 원만한 대인관계 형성, 사회적 가치 실현이나 업적 등으로 정리해 보았다.

성공적인 인생을 살려면 우선적으로 갖추어야 할 것은 건강이다.

누구나 인생의 전반전은 학력, 지위, 권력, 돈을 위해 열정을 쏟으며 산다. 그러나 비싼 돈으로 산 핸드폰, 자동차, 호화로운 집, 고가의 일용품과 옷들도 70%는 활용가치를 느끼지 못하게 된다. 청춘을 바쳐 전반전의 승리를 얻었지만 후반전에는 질병치료를 위한 고난이 시작된다. 이처럼 50대까지 성공과 출세를 위해 전력투구하다가 이후에 건강을 잃어 남은 여생을 힘들게 사는 것은 어리석은 삶을 사는 것이라 할 수 있다.

괴테는 "명예와 권력으로 병을 이길 수 없다."고 말하였다. 일평생 건강을 유지하는 것은 쉬운 일이 아니다. 건강이라는 목표 달성을 위해서는 올바른 식습관과 적절한 운동, 올바른 수면 태도가 필요하다.

"돈 없이 행복을 구하는 것은 사막에서 오아시스를 찾는 것과 같다."라는 말처럼, 오늘 같은 시대에 무한한 가치를 제공하는 부富의 위력은 여러 가지 요소와 상관관계를 가지며 영향을 미친다.

중국의 재벌 리자청은 "어떤 일이 천시(통제할 수 없는 외부 환경, 금리와 환율 등), 지리(산업의 구조적 특성과 경제환경, 경쟁 업체, 대체 산업), 인화에 부합하지 않고서 경제적으로 성공할 수 없다." 라고 하였으며, 인성, 지성, 열정의 중요성을 강조하였다.

오늘날 국지적인 범위에서 이루어지던 경쟁은 세계적인 규모로 확장되고 있다. 이런 변화에 동참해 과거를 체계적으로 폐기하고 미래를 향해 질주해야 한다.

부자가 되고자 하는 의지와 결단이 필요하며 생각, 습관, 법칙, 지혜, 학습이 필요하다. 습관을 제2의 천성이라고 하는데, 자신이 정해놓은 목표와 그것을 이루기 위한 노력, 실천이 거듭되다 보면 그것이 옳은 습관으로 몸에 배게 될 것이다.

가화만사성의 의미처럼 "집안이 화목해야 모든 일이 잘 된다."라고 했다.

이는 집안 구성원이 각자의 역할에 충실할 뿐만 아니라 각자가 예의범절을 지켜 갈등 요소가 없는 가운데 서로에게 용기와 힘을 주어 사회적 활동을 하는 데 도움을 줄 수 있다는 의미이다.

괴테는 "세상에서 누릴 수 있는 복福 중에서 가장 으뜸의 복이 만남의 복이다."라고 했다.

배우자와의 만남 다음으로 친구간의 만남이 으뜸이 아닐 수 없다. 내가 먼저 좋은 생각을 가져야 좋은 사람을 만나게 되고, 내가 멋진 사람이라야 멋진 사람과 함께 어울릴 수 있고, 내가 먼저 따뜻한 마음을 품어야 따뜻한 사람을 만나게 된다. 진실하고 강한 우정을 쌓는 사람이, 건강하고 아름답고 행복하게 살며 활기찬 인생을 살아간다. 한 사람의 평생을 행복하게 살아가기 위해 필요한 것 중 가장 위대한 것은 '친구'이다.

주어진 삶을 아주 멋지게 엮어가는 위대한 지혜는 바로 우정友情이다.

인생이란 일종의 판촉활동이다. 우리의 성공여부는 우리의 인간관계에 의해 좌우된다.

아리스토텔레스의 "인간은 사회적 동물"이라는 것은 인간은 개인으로 존재하고 있어도 홀로 살 수 없으며 사회를 형성하여 끊임없이 다른 사람과의 상호작용을 하면서 관계를 유지하고 함께 어울림으로써 공동체 속에서 존재 가치를 확인하는 동물이라는 의미로 해석되고 있다. 즉 개인은 개인으로서만 존재하는 것이 아니라 사회 속에서 존재하며 자신의 가치와 공익적 가치를 추구하는 가운데 공동선을 발견하게 된다. 이러한 가치 실현으로 우리는 삶의 보람과 만족을 느끼게 된다. 홍익인간의 이념과도 상통한다.

성공적인 인생의 목표를 달성하기 위해서는 자신에 대한 존재 가치 및 인생의 목표 등에 대한 자각이 있어야 한다. 나는 누구이며, 나의 본분이라고 할 수 있는, 자신에게 주어진 인생의 의의와 의미는 무엇인가를 깊이 인식하고, 삶에 대한 욕구와 행복을 추구하는 의지와 열정의 에너지를 강화시키는 절차가 필요하다. 늘 반성하는 자세로 시시각각 변하는 세상의 흐름 속에서 올바른 전략을 마련해야 한다.

성공적인 삶의 요소를 만족할 만큼 성취하는 데는 많은 시간이 걸릴 것이다.

꾸준히 배우는 자세와 끊임없이 잘못된 습관을 고쳐 나가면 노년에 자신의 목표를 달성시키는 행복을 얻을 수 있을 것이다. 설령 도달하지 못하더라도 목표를 정하고 우보행으로 희망을 품고 전진하는 노력의 과정은 아름다울 것이다. 스피노자의 "내일 지구의 종말이 오더라도 나는 오늘 한 그루의 사과나무를 심겠다."라는 구절이 더욱 소중하게 느껴진다.

2) 인간의 잠재능력

인간의 잠재력은 믿을 수 없을 정도로 크고 실질적으로 무한하다. 역사를 통틀어, 인간은 한때 불가능하다고 여겨졌던 것의 경계를 밀어내면서 놀라운 업적을 달성했다.

다음은 인간의 잠재력을 몇 가지 영역으로 나눠본 것이다.

①지적 잠재력: 인간은 복잡한 추론, 창의성 및 문제 해결 능력을 가지고 있다. 배우고, 적응하고, 혁신하는 능력은 과학, 기술, 예술 및 다양한 분야에서 상당한 발전을 이끌었다.

②물리적 잠재력: 각 개인의 신체적 능력은 다를 수 있지만, 인간은 뛰어난 힘, 인내력, 그리고 민첩성을 보여준다. 훈련과 헌신으로, 운동선수들과 모험가들은 마라톤을 뛰고, 산을 오르고, 세계 기록을 세우는 것과 같은 놀라운 업적을 이루어낸다.

③정서적 잠재력: 인간은 사랑과 연민에서부터 회복력과 인내에 이르기까지 광범위한 감정을 가진다. 우리의 감정 지능은 우리가 다른 사람들을 깊이 이해하고 연결할 수 있게 해준다.

④영적 잠재력: 자신의 영적인 면을 탐구하는 것은 자기 자신과 주변 세계에 대한 더 깊은 이해로 이어진다. 이 영적인 성장은 동정심, 내면의 평화, 그리고 목적의식을 키울 수 있다.

⑤사회적 잠재력: 인간은 사회적 존재로, 협력하고 소통하고 협력하는 우리의 능력은 복잡한 사회와 문명을 건설할 수 있게 해주었다. 우리는 공동의 목표를 달성하고 글로벌 과제를 해결하기 위해 협력할 수 있다.

⑥기술적 잠재력: 인간의 독창성은 세상을 변화시킨 믿을 수 없는 기술들을 만들어냈다. 인터넷에서 우주 탐사에 이르기까지, 우리는 기술이 성취할 수 있는 것의 경계를 계속해서 뛰어넘고 있다.

⑦윤리적, 도덕적 잠재력: 인간은 옳고 그름을 판단할 수 있고, 윤리적이고 책임감 있게 행동할 수 있다. 우리의 도덕적 나침반은 우리 자신뿐만 아니라 다른 사람들과 지구 전체에 이익이 되는 결정을 내리도록 우리를 안내한다.

인간이 놀라운 업적을 이룬 반면, 한계도 있다는 것을 인정하는 것이 필수적이다. 교육, 자원 및 기회에 대한 접근 등의 요소는 개인의 잠재력이 실현되는 정도에 영향을 미칠 수 있다. 사회적 장벽이나 차별, 불평등은 많은 사람들이 자신의 잠재력을 온전히 발휘하는 데 장애가 된다.

요약하자면, 인간의 잠재력은 방대하고 놀랍지만, 그것을 실현하기 위해서는 각 개인의 성장을 육성하고 지원하며 탐구와 창의성 및 개인 개발을 촉진하는 좋은 환경을 조성해야 한다. 교육, 건강, 평등, 그리고 글로벌 협력에 투자함으로써, 우리는 우리 모두의 안에 있는 놀라운 잠재력을 더 많이 열 수 있다.

3) 의식과 무의식

일상생활의 행동비율은 의식행동(현재의식) 7%와 무의식행동

(잠재의식) 93%의 비율로 이루어진다고 한다. 현재의식은 보통 우리들이 자각하고 있는 의식을 말하고, 잠재의식은 자각할 수 없지만 압도적인 지배력을 갖는 심층심리를 말한다.

심리학자인 칼 구스타브 융(Carl Gustav Jung)은 "현재의식은 잠재의식의 심부름꾼에 지나지 않는다."고 했다.

두 의식의 관계는 남극과 북극의 바다를 떠다니는 빙산에 비유할 수 있다. 빙산은 전체의 극히 일부분만이 해수면에 보이고, 수백 배 혹은 수천 배 크기의 몸통은 그 해수면 밑에 있다. 해수면 위로 보이는 빙산의 일각이 현재의식이고, 해수면 밑의 보이지 않는 몸통 부분이 잠재의식이다.

잠재의식이 내재된 인간의 뇌는 모두 같은 모양으로 이루어져 있지만 자라온 환경에 따라 같은 현상에 대해 긍정적으로 생각하는 사람이 있는가 하면, 부정적으로 생각하는 사람도 있다. '어차피 무리 아냐?', '~될 것 같지도 않네' 등의 부정적인 생각을 '멘탈 블록(마음의 벽)'이라 한다. 멘탈 블록은 본래 자기 방어를 위해 생겨났으며 많든 적든 누구나 갖고 있다. 멘탈 블록은 내재된 잠재의식 속에 숨어 우리의 행동을 무의식적으로 조정한다.

여기서 간단히 의식과 무의식을 비교해보면 다음과 같다.

의식: 계산과 평가, 비교, 대조 등을 비롯하여 모든 인지기능을 수행한다.

쌍방향 커뮤니케이션이 가능하며, 유연한 사고를 갖는다.

미래지향적이며, 긍정적 정보에 민감하다. 단일 시스템이며 이성을 추구한다. 해석 기능이 있다.

무의식: 의식이 반복되어 생긴다. 효율적이고 신뢰성 높은 쌍방향커뮤니케이션이 불가능하다.

반사적인 판단을 하며, 과거에 충분히 경험을 쌓은 분야일수록 올바른 판단으로 이어진다. 타인에 대한 고정관념을 가진다. 일반적으로 두뇌의 깊고 오래된 기능에서 유발되기 때문에 합리적인 선택이 사실상 불가능하다.

무의식적 행동은 과거에 이와 유사한 상황에서의 행동을 그대로 답습하므로 새롭고 중요한 정보를 간과하기 쉽다. 현재적이며 경직성을 갖는다.

부정적인 정보에 민감하며 일정한 패턴을 형성한다. 복합시스템이며 감성을 지향한다. 미지의 세계에 대한 두려움과 거절에 대한 깊은 두려움이 있다.

수많은 정보를 저장하고 있다. 두뇌는 수많은 저장소와 해석기능으로 이루어진 거대한 결합체이다.

멘탈 블록은 2~3세 경부터 만들어지기 시작해 10세 경에 완성된다. 부모, 형제, 선생님의 말, TV 등에서 흘러나오는 나쁜 뉴스에 의해 부정적인 정보가 영향을 미쳐 멘탈 블록이 자연스럽게 형성된다. 우리들이 성인이 되기까지 약 148,000개의 부정적인 말을 접한다고 한다. 즉, 우리들의 일상생활은 부정적인 말로 넘쳐난다고 할 수 있다.

그리고 인간은 학습과 교육에 의해 보편성과 객관성의 개념으로 포위되어 점점 잠재능력을 상실하게 된다.

매슬로(Maslow)는 자아실현이라는 개념을 내세워서 어떻게 하면 잠재성을 발현할 수 있는지를 연구하였다. 인간에 대해서 전체적이고 역동적인 관점을 가지고 있었던 매슬로의 이론은 동기화 이론과 1943년에 「인간 동기의 이론」이라는 논문을 통해 발표한 욕구단계설(욕구위계이론)이 대표적이다. 그는 인간의 욕구는 타고난 것이며 인간의 행동이 기본적 욕구에 따라 동기화된다고 보았다. 그의 동기화 이론에 따르면 인간의 욕구는 욕구의 강도와 중요성에 따라 5단계로 나뉜다. 가장 기초적이고 낮은 단계인 1단계는 생리적 욕구, 그다음 2단계는 안전의 욕구, 3단계는 소속과 사랑, 4단계는 존중의 욕구, 마지막 5단계는 자아실현의 욕구로 되어 있다.

인간의 욕구는 병렬적으로 열거되어 있는 것이 아니라 여러 층으로 구성된 피라미드 구조로 되어 있다는 주장이다. 또한 기본적인 욕구가 채워지면 인간은 상위욕구를 채우려 한다. 따라서 상위욕구는 하위욕구가 충족될 때 동기요인으로서 작용한다. 즉, 낮은 단계에서부터 충족도에 따라 높은 단계로 성장해가는 것이며, 낮은 단계의 욕구가 충족되지 않으면 높은 단계의 욕구는 행동으로 연결되지 않고, 이미 충족된 단계의 욕구는 더 이상 행동으로 이어지지 않는다고 보았다. 그러나 매슬로가 주장한 인간의 욕구는 강도나 중요성에 따라 계층적으로 배열한 것이지 결코 행복 그 자체를 계층적으로 배열한 것은 아니다. 매슬로는 훗날 2단계를 더 추가하였는데, 최고 단계인 7단계의 최상위 욕구는 자아실현과 영적 초월의 욕구로 보았다.

4) 자아실현

매슬로는 최고 수준의 욕구로 자아실현을 강조하며 삶의 궁극적인 목표는 자아실현으로 개인의 잠재적인 능력을 실현하려는 심리적 욕구라고 했다. 모든 단계들이 기본적으로 충족되어야만 이뤄질 수 있는 마지막 단계로, 자기 발전을 이루고 자신의 잠재력을 끌어내어 극대화할 수 있는 단계라고 한다. 물론 자아실현이라는 개념을 처음으로 제안한 사람은 칼 융이며, 칼 로저스도 언급한 바 있다. 그러나 매슬로에 의해서 '자아실현'의 개념이 널리 알려지기 시작하였고, 자신의 운명이나 사명을 피하려는 인간의 성향을 '요나 컴플렉스'라는 용어로 설명하고 있다.

매슬로는 욕구위계와 이에 따른 자아실현에 대한 연구에서 이러한 욕구위계가 반드시 고정된 순서대로 일어나지 않을 수 있다는 점을 여러 번 그리고 명확히 언급하고 있다. 또한 매슬로는 자아실현을 하는 사람은 협동적인 사회적 관심을 발현하여 이를 추구하며 다른 사람들 및 더 큰 세상과 의미있는 관계를 맺는다고 보았는데, 따라서 그는 자아실현의 필수 요소인 외부 현실과의 의미있는 연결을 설정한다. 반대로, 중요하게 여기는 욕구를 이기적이고 경쟁적인 성취에서 찾는 한, 그러한 사람은 적대적인 감정과 제한된 외부 관계를 얻는 데 그친다고 보았다.

동기나 자기실현 과정에 관한 이론은 현대의 많은 사회심리학자뿐만 아니라 다른 분야의 연구자에게도 영향을 미치고 있다. 독일인의 국민성에 관한 연구는 아도르노 등에 의한 권위주의적 퍼서낼리티의 연구에 영향을 미쳤다. 잉글하트는 욕구의 여러 단계설을 응용하여 인격의 형성기에 고도의 경제성장을 경험한 세대는 생존이나 안전에 대한 욕구, 즉 물질주의적 가치가 이미 충족되어 있기 때문에 자기실현 등의 탈脫물질주의 가치가 우선된다는 탈물질주의를 제창하고 있다. 또한 허즈버그, 맥그리거, 리커트, 아지리스 등이 제시한 이른바 성장이론의 기반이 되었다.

매슬로의 욕구단계설은 인간의 보편적인 동기의 많은 부분을 설명하고 있어 심리학, 경제학, 교육학 등 다양한 학문분야에서 지지를 받고 있다. 경영학에서는 인사 분야와 마케팅 분야에서 널리 사용되고 있다. 그러나 많은 반박과 비판도 받고 있는데, 이는 각 단계의 구분이 모호하다는 것, 과학적 검증이 어렵고 실증적인 뒷받침이 없다는 점, 특정 행위의 동기가 여러 욕구를 차례대로 만족하는 대신 이들을 동시에 만족시키려는 경우도 있다는 점 등 때문이다. 그럼에도 불구하고 매슬로의 욕구 단계설은 동기이론의 기초를 제시했다는 점에서 아직도 높이 평가받고 있다. 최근에는 한계를 보완하기 위해 앨더퍼의 ERG 이론, 혹은 진화론과 생물학, 심리학 등을 결합한 새로운 욕구 피라미드 이론도 등장하고 있다.

우리는 모두가 욕망을 갖고 있다. 특히 재욕, 성욕, 식욕, 수면욕, 명예욕의 다섯 가지 기본욕구는 누구나 그 즐거움을 떨치기 어려운 것이기에, 이것을 어떻게 조절 또는 제어할 수 있느냐에 따라 괴로운 삶. 평범한 삶, 자유로운 삶으로 구분될 수 있다.

괴로운 삶이란 끝없이 욕구를 충족시키려는 결과로 벌어지는 현상이다. 욕구라는 것은 한계가 없는 것이기에, 욕구에 끌려 다니게 되면 몸도 마음도 피폐해지고 만다. 이것은 본능적인 욕구뿐만 아니라 명예욕조차도 예외가 아니다. 이러한 욕구를 이끄는 것을 불교에서는 육근(안식, 이식, 비식, 설, 신, 의식)이라고 한다. 안식은 시각에 의해 좋고 나쁜 것을 분별하여 생기는 욕심, 이식은 귀로 아름다운 소리 등을 좋아하는 욕심, 비식은 코로 좋은 향기를 맡고 싶어하는 욕망, 설식은 맛있는 음식만을 좋아하는 욕심, 신식은 신체적 촉감에 결착된 욕망, 의식은 관념적인 사고로서 명예, 자존감 등에 집착하여 일어나는 욕망 등이다.

5) 대중문화의 문제점

대중 사회란 흔히 산업화, 도시화, 근대화의 결과로 형성된 도시 산업사회를 가리킨다. 산업혁명과 더불어 시작된 산업화는 한 지붕 아래 노동자와 기계와 제조 과정을 모아놓은 공장 체제를 발전시켰다. 공장이 있는 곳으로 여러 지역의 사람들이 모여들게 되고, 그에 따라 도시가 형성되었다. 도시에서는 계약에 의한 비인간적인 관계가 지배적이고, 이질적인 사람들 사이의 사회적·심리적 차이도 컸다. 신뢰와 충성에 바탕을 둔 전통적인 유대가 불가능해지자 사람들을 결속시킬 장치가 필요하게 되었다. 또한, 공통된 규범이 없는 낯선 사람들 속에서 고립되고 원자화된 개인들은 소외와 아노미와 고립을 극복할 수 있는 무엇인가가 필요하게 되었다. 아울러 산업화와 함께 판매업, 운송 체제, 금융제도, 관료제 등이 발전·확대됨에 따라 기존의 수단으로는 원활한 의사소통을 할 수 없게 되었다. 이와 같은 사회적 조건은 기술의 발전과 맞물려 대중매체의 출현을 가져왔다.

대중매체의 영향은 무엇보다 문화면에서 잘 드러난다. 대중매체가 널리 보급되자 특별한 계층만 누리던 문화를 대중이 누릴 수 있게 되었다. 예를 들어, 누구나 신문, 텔레비전 등 대중매체를 통해 정보를 얻을 수 있게 되어 과거에 비해 지식의 격차가 좁아졌다. 이는 문화 수용의 기회 균등이라는 면에서 큰 발전이다. 그러나 대중매체를 통해 얻을 수 있는 정보는 똑같은 것이기 때문에 대중매체의 보급은 현대인의 개성과 취미를 획일적으로 조정하고 통제할 가능성도 낳았다. 이런 맥락에서 대중매체가 사람들의 창의성을 북돋우고 문화 능력을 기를 수 있는지를 의심하는 목소리도 높다. 즉 이러한 대중문화에 의해 인간의 능력은 제한되거나 보편화되어 개인의 독창성이나 잠재능력의 발휘가 제한받기도 한다는 것이다. 따라서 다음 사항은 사회적으로 고민해볼 필요성이 있다.

첫째, 문명의 이기인 대중매체가 오히려 인간을 지배하고 있는 현재의 전도된 상황을 올바로 알고, 인간이 주체가 되는 의사소통 질서를 회복해야 한다는 책임 의식을 사회 구성원 모두가 가져야 한다. 이럴 때에야 비로소 무비판적, 무감각적, 습관적인 매체 수용자에서 벗어나 필요와 목적에 따라 선별적으로 수용하는 능동적 수용자가 될 수 있기 때문이다.

둘째, 대중매체에 직·간접으로 작용하는 수많은 사회·정치·경제적 요인들을 올바로 이해할 필요가 있다.

셋째, 수용자 운동 단체를 결성해 조직적이고 집단적으로 대중매체를 감시하고 압력을 행사할 필요가 있다. 1986년의 KBS 시청료 거부 운동은 그 대표적인 사례이다.

넷째, 사회 단체나 정규 교육 기관에서 대중매체에 대한 올바른 교육을 실시해야 한다. 초·중·고등학교의 교과 과정에도 대중매체의 영향력, 역기능, 올바른 이해 방법 등을 포함한 대중매체 교육을 반영하는 것이 바람직하다고 할 수 있다.

다섯째, 대중매체에 대한 수용자의 의견을 수렴해서 대중매체에 반영할 수 있는 통로가 마련되어 있어야 한다. 거실 중앙에 자리하고 있는 텔레비전 수상기와 매일 배달되는 신문, 그리고 언제 어디서건 접근 가능한 인터넷 및 모바일 환경, 넘쳐나는 각종 출판물들… 이들은 더 이상 안정적으로 존재하는 것이 아니고 스스로 움직이면서 인간을 향해 공격을 가하고 있다. 인간이 생활의 편리를 위해 만들어낸 수단이 이제 거꾸로 인간을 지배하려 한다. 지금이야말로 대중매체에 빼앗긴 인간의 주체 의식을 회복하고 수용자의 권리를 찾아야 할 때이다.

6) 잠재능력의 발현

무의식은 의식이 반복되거나 학습에 의해 만들어진다. 이럴 때 환경적 영향으로 인간이 얻는 지식이 왜곡되어도 걸러지지 않거나 무분별하게 무의식에 차곡차곡 쌓여진다. 사소한 차이지만 환경은 인간을 크게 변화시킨다. 비근한 예로, 맹자의 어머니는 아들의 교육을 위해 이사를 3번이나 하였다.

잠재의식이 잘못되면 무능해지지만 좋은 정신이 자라고 좋은 교육을 받으면 서서히 인간 내면에 잠재능력을 발휘할 수 있는 정보와 지식, 에너지를 저장하게 된다. 정기신精氣神이 올바르게 결합되면 잠재능력을 발휘하게 된다.

2. 선인들의 지혜: 황제내경을 중심으로

1) 『황제내경』은?

『황제내경』은 지금까지 계승되고 있는 한의학이라는 의학 체계를 성립시킨 가장 중요한 기준을 제시한 고전이라고 말할 수 있다.

수천 년 전에 성립한 의학 체계가 어떻게 아직도 살아 움직이는 현실적인 의학으로 존속된 것일까? 한편 의학의 아버지라고 하는 히포크라테스의 의학 경험은 아직도 유효한가? 그렇지 않다. 비록 히포크라테스의 의학 경험과 사상이 여전히 의미가 있다고 하더라도, 그 이론 체계까지도 여전히 유효한 것은 아니다. 그것은 과학적 이론 체계가 아니기 때문에, 현대 의학은 그러한 체계를 받아들이지 않고 있다.

한의학의 이런 수수께끼는 현대의 동서양 학자들에게 큰 관심을 불러 일으켰다. 학자들은 곧 한의학이 오랜 시간 동안 단절 없이 그 의학적 경험과 이론 체계가 이어지고 있는 상황을 '문명사의 기적'이라 표현하고 있다. 이 기적은 단순히 어떤 이론 체계의 역사적 연속성에 대한 감탄에만 머무는 것은 아니다. 우리가 살고 있는 시대의 가장 중요한 '과학'이라는 문제와 연결되어 있으며, 동시에 전통 문화의 계승이라는, 공동체의 과거와 미래의 문제와도 관련이 있다. 그리고 이러한 문제는 우리의 의학적 전통이 동아시아의 한자 문화권 가운데서 매우 독창적인 의학을 창안해 왔다는 자부심을 배경으로 하고 있다.

우리는 이러한 전통적 자산을 과거 속에 매몰시켜 두어서는 안 된다. 미래란 아직 실현되지 않은 시간 속에 확정되지 않은 채로 있는 것이 아니라, 현재까지 이어져 온 과거의 연속성을 올바르고 적실하게 이해하는 과정을 통해 도전하고 실험하는 다양한 기획들 속에서 비로소 성취되는 것이기 때문이다.

인간의 신체 상태를 나이에 따라 보면 다음과 같이 말할 수 있다.

먼저 여자의 경우이다. 나이가 일곱 살이 되면 신장의 기운이 충만해져서 영구치가 나오고 머리카락이 길게 자란다.

열네 살에는 천계天癸에 생리혈이 풍부해지면서 임맥任脈과 생명 현상을 주관하는 혈해血海라고 불리는 충맥衝脈이 열려서 생리를 시작하므로 임신이 가능해진다.

스물한 살에는 신장의 기운이 튼튼해지면서 사랑니가 나고, 신체에 힘이 붙고, 키가 가장 많이 자란다.

스물여덟 살에는 뼈와 근육이 잘 발달하고 머리카락이 풍부해지는데, 이때야말로 가장 여성스러운 모습이 나타난다.

서른다섯 살에는 얼굴 근육을 담당하며 양명의 기운이 위치한 위장과 대장의 경락이 시들기 시작한다. 이에 따라 얼굴 근육이 위축되어 주름살이 생기고, 머리카락이 빠지기 시작한다.

마흔두 살에는 세 개의 양경락인 태양太陽, 양명陽明, 소양小陽의 기운이 소진되어 얼굴 전체에 주름살이 생기고 머리카락은 흰색으로 변한다.

마흔아홉 살에는 임맥과 충맥의 기운이 완전히 끊겨서 생리혈은 말라 없어진다. 이제 생리가 끊겨서 더 이상 여성으로서의 기능을 하지 못한다.

다음은 남자의 경우이다. 여덟 살에는 신장의 기운이 충만해져서 영구치가 나오고 머리카락이 길게 자란다.

열여덟 살에는 신장의 기운이 넘치고 몸 속의 정자가 성숙해져서 생식능력이 생긴다.

스물네 살에는 신장의 기가 넘쳐서 뼈와 근육이 단단해지고 사랑니가 난다.

서른두 살에는 신체의 힘이 가장 넘치고 남성의 기능이 최고조에 이른다.

마흔 정도에 이르면 신장의 기운이 시들기 시작해서 치아가 흔들거리고 머리카락이 빠지기 시작한다.

마흔여덟 살에는 머리의 양기가 고갈되기 시작해서 얼굴색은 누름스름해지고 머리카락은 하애지며, 치아는 급격히 약해진다.

쉰두 살에는 간의 기운이 약해져서 근육이 굳어지기 시작한다.

예순네 살에는 정액이 말라 더 이상 정자가 생기지 않고, 신장은 쇠잔해져 말라 비틀어진다. 오장육부의 기운이 가득 찰 때는 남아도는 기운이 신장에 저장되고 이것은 임신하고자 할 때 배출된다. 하지만 이제 오장육부가 노쇠하고 신장의 기운이 빠져나갔으므로, 뼈와 근육은 물러지고 경직되어 움직임이 우둔해진다. 신장의 축적물은 텅 비어 결국 생식 능력이 없어진다.

그러나 자신의 생활을 적절하게 유지하고 생명력을 보호하는 법을 알면 상황은 달라질 수 있다.

　『황제내경』에서 말하고자 하는 바는 다음과 같이 요약할 수 있다.

　건강과 행복은 늘 정신을 한 곳에 모으고 기운을 무절제하게 남용하는 생활을 경계하며 인체 흐름을 꾸준히 증진시킴으로써 음양의 조화를 통해 얻어진다.

　또한 소우주인 인간에게 영향을 주는 계절과 세월의 변화에 적응하여 자신의 몸에 꾸준히 자양분을 공급해 줄 때에만 건강과 행복은 이루어진다.

2) 기와 음양오행

『황제내경』을 이해하는 중요한 포인트는, 자연의 질서와 연속선상에 있는 인간과 그 관계를 구체적으로 나타내주는 기氣와 음양오행을 이해하는 데 있다.

　음양과 오행은 본래 독립적으로 생겨난 개념이다. 음양은 그림자와 빛을 가리키는 말에서부터 점차 우주와 세계를 해석하는 높은 지위를 가진 큰 개념으로 진화한다. 이런 의미에서 음양은 그림자와 빛만을 가리키지 않고, 비유하면 수학에서 대수의 기호처럼 기호로 이해하는 것이 적절하다. 또한 음과 양은 서로 대립적인 존재가 아니라, 손바닥과 손등 또는 동전의 양면처럼 서로 밀접한 관련을 가진 개념이다. 예를 들어 호흡, 파도의 밀물과 썰물, 하루나 한 달 및 한 해의 경과는 음양으로 기술될 수 있다. 즉, 날숨인 호呼가 양이고 들숨인 흡吸이 음이라면, 날숨이 들숨과 구별되면서도 날숨의 끝이 들숨이고 들숨의 끝이 날숨이듯, 음양은 분리되지 않는다. 더구나 날숨이 진행되면서 들숨의 가능성이 높아지고, 들숨의 과정 속에서 날숨은 잠재적으로 함유되어 있다고 볼 수 있다.

『황제내경』을 보면, 어린아이가 양이고 노인이 음이라면 양기陽氣의 소모는 성장과 노쇠를 의미하며, 동시에 이 성장과 노쇠는 음기陰氣의 증가로 이해할 수 있다. 요컨대 음양은 구분되지만 전혀 다른 존재로 분리되거나 독립적인 실체로 이해할 수 없다. 이러한 음양의 개념은 인간에게 있어서, 인체의 형태, 오장육부, 감정과 정서 등의 모든 분야에 적용된다. 어떤 사물의 상태나 사건에 대해, 그것의 처음과 끝을 잇는 전 과정을 대립적인 두 힘의 관계 속에서 설명하는 것은 변화의 국면을 용이하게 기술할 수 있다는 장점을 가지고 있다. 그래서 "음양은 천지의 도이고 만물의 규율과 질서이며, 변화의 모태母胎이고 살리고 죽임의 근본이며, 신명이 깃든 집"이라고 말하는 것이다.

　물, 불, 나무, 쇠, 흙의 오행은 본래 생활에 없어서는 안 되는 다섯 가지 긴요한 물질들을 가리키는 것이었다. 그러나 이러한 오행이 점차 추상화되면서, 사물과 사건이 가지는 구체적인 물질적 특성을 나타내는 분류의 기준으로 자리잡았고, 그 결과 존재하는 모든 것은 오행으로 분류되고 유형화 되었다. 특히 오행은 음양이라는 변화의 국면을 용이하게 파악하는 논리와 결합되어 보다 구체적인 다섯 가지 변화의 국면이나 과정으로 그 의미가 확대되었다. 예를 들어, 목기木氣는 방위로는 동쪽, 시간과 계절로는 아침과 봄, 장부 가운데 간과 담을 나타낸다. 전혀 이질적인 공간과 시간, 인체생리학의 체계가 음양이나 오행의 논리 속에서는 같은 기의 계열로 인식된다. 그런데 음양의 논리에서 변화의 국면이 양이 주도적이면 음은 그에 종속되는 것처럼－그 반대도 마찬가지다－, 오행에서는 하나의 행行이 주도적이게 될 때 다른 네 개의 행은 그것의 영향속에 놓이게 된다. 그에 따라 서로 견제하고 협조하는 관계의 장場을 형성하게 된다.

3) 양생養生

양생은 '생을 기른다'라는 뜻이다. 그런데 여기서 '양'이 의미하는 것은 수명을 연장시키기 위한 방법에만 그치지 않는다. 건강이라는 말에 포괄되는 삶의 총체적 의미, 곧 인간은 태어나서 어떻게 살고 있으며 어떻게 살아야 하는지에 대한 인간 존재의 사실적 측면뿐 아니라 삶의 의미를 묻는 가치론적 측면을 포함하고 있다.

『황제내경』은, 인간의 삶은 사계절의 변화와 같은 자연 질서의 순환과 리듬의 구조를 따라야 한다고 말한다. 이 구조에서 일탈하는 삶은 질병을 얻게 되거나 궁극적으로는 죽음으로까지 나아가게 된다. 양생은 이 구조에 순종하는 방법, 즉 병리적 세계에서 생리적 세계로의 회복과, 병리적 세계로 일탈하지 않는 수양을 통한 예방을 포함하는 삶의 기술을 말하고 있다.

4) 사계절을 통한 섭생법

봄의 석달은 자연만물이 되살아나는 계절이다. 생명이 싹트는 시기이기도 하고, 땅과 하늘이 다시 열리는 때이기도 하다. 이를 발진發陣이라고 한다.

이 계절에는 일찍 일어나 신선한 공기를 마시고, 몸에 활력을 불어넣기 위해 산책을 하는 것이 좋다. 우주의 기운이 새로워지고 생명력이 넘치는 때이므로, 사람은 계절에 맞추어 육체적으로나 정서적으로 활기차게 생활하되 마음에 억눌리는 일이 없어야 한다. 육체적으로는 운동을 자주 하고, 이때 느슨하면서도 몸에 잘 맞는 옷을 입는 게 좋다. 근육과 힘줄을 부드럽게 풀어주는 운동이 바람직하고, 정서적으로 마음을 편하게 갖는 일이 중요하다.

봄은 간肝이 활발하게 움직이는 계절이므로 분노, 절망, 의기소침, 슬픔 등에 빠지거나, 어떤 극단적인 감정을 가지면 간이 쉽게 손상을 입기 때문이다.

만일 봄의 자연스런 질서를 깨뜨리면 질병을 일으키는 차가운 공기가 몸에 침입하여 여름에 감기를 앓게 된다.

여름의 석 달은 햇볕과 비가 풍부한 계절이다. 이를 번수蕃秀라고 한다. 하늘의 기운은 땅으로 내려오고, 땅의 기운은 하늘로 올라가는 시기이다.

이렇듯 하늘과 땅의 기가 서로 영향을 주고받으면, 나무, 동물, 꽃, 과일 등이 번창하고 열매를 맺게 된다. 사람들은 약간

늦게 잠자리에 들고, 아침 일찍 일어나야 한다. 또한 화를 내지 말고 육체적인 활동을 하여 땀구멍이 막혀서 기운이 몸속에서 정체되지 않도록 해야 한다.

정서적으로는 항상 행복하고 편안하게 지내야 하고 매사에 불평하지 말아야 한다. 그래야만 몸속의 기운이 자유롭게 순환하고 외부의 환경과 몸속의 오장육부의 기운이 자유롭게 순환하고, 외부의 환경과 몸속의 오장육부가 편안하게 교류할 수 있다. 만일 불평을 늘어놓는다면, 열기가 머리로 올라 더위에 손상을 당하기 쉽다. 여름을 잘 지내면 가을에 병이 생기지 않는다.

불과 심장의 활동이 활발한 시기는 한여름까지 이어지는데 이는 토土의 기운과 일치한다. 여름에 문제가 생기면 심장이 상해서 가을에 그 병으로 인한 증상이 겉으로 드러나게 된다.

가을의 석 달은 자연만물이 성숙하고, 곡식이 여물어 추수하는 시기이며, 이를 용평容平이라고 한다.

날씨가 서늘하고 신선한 바람이 불기 시작하는데, 이때는 활동적인 양기가 수동적인 음기로 바뀌는 시기이다. 사람들은 일찍 잠자리에 들고 동틀 녘에 일어나야 한다. 가을에는 따뜻한 바람이 모질고 차가운 것으로 바뀌듯이, 사람들의 정서와 감정도 모진 성격으로 변한다. 그러므로 온화하고 평온한 상태를 유지하고, 마음속에 억눌린 일이 없어야만 겨울을 무난히 맞이할 수 있다. 마음을 가다듬고 몸을 잘 간수해야 하며, 함부로 바람을 쐬는 일을 피해야 한다. 또한 폐에 무리가 가지 않도록 온전하고 깨끗함을 유지해야 한다.

폐를 강하게 하려면 단전호흡을 하고, 담배를 피우거나 폐의 정서인 슬픔에 잠기는 일을 피해야 한다. 이렇게 해야만 겨울에 신장이나 다른 소화기관에 질병이 침범하지 않는다. 이러한 자연스런 질서가 깨진다면 폐에 무리가 생겨, 겨울에 음식물을 소화하지 못하고 설사를 일으키게 된다. 그리되면 겨울 동안 몸안에 축적된 기운이 손상된다.

겨울의 석 달은 모든 만물이 시들어 원래 있던 곳으로 돌아가 편안히 휴식을 취하고, 또한 호수와 강이 얼고 눈이 내리는 기간이다. 이를 폐장閉藏이라고 한다.

이때야말로 음기가 양기를 지배하는 시기이므로 사람들은 양기를 지나치게 사용하지 말고, 일찍 잠자리에 들고 해가 늦게 뜨므로 느지막이 일어나야 한다. 사사로운 욕심을 버리고, 정신적인 활동과 긴장을 풀고 마음을 편안하게 가져야 한다. 추위를 피하고 땀구멍이 차가운 기운에 노출되지 않도록 피부를 따뜻하게 잘 감싸며, 특히 땀을 흘리는 일을 피해야 한다.

겨울의 특징은 보존하고 저장하는 성질에 있다.

5) 장부론臟腑論

『황제내경』은 대자연이 인간의 몸에 그대로 투영되어 있음을 알려준다. 천지는 음양으로 파악되면서, 마찬가지로 인간은 땅을 디딘 채 하늘을 이고 있으면서 이러한 힘의 장을 본받고 있다. 동서남북의 방위는 동시에 봄, 여름, 가을, 겨울이라는 시간의 추이를 나타내고 있으며, 시간과 공간이 연속체로 존재하고 있는 이 힘의 장에서 인간의 오장육부五臟六腑가 생겨난다는 것을 알려 준다. 이 오장육부는 인간의 생리적 기저에 해당한다. 음양오행의 구현이라고 할 수 있는 오장육부는 음양오행의 질서가 맺고 있는 대자연과의 관계와 단절될 수없다. 따라서 오장육부는 음양오행의 제어와 협조라는 역동적 관계에 따라 움직이고 있다. 그에 따라 오장육부의 세계는 질서정연한 체계를 이루면서 작동하고 있다.

한편 음양과 오행이 정지된 사물을 다루는 논리가 아니라 살아 움직이는 변화의 국면을 파악하는 논리인 것처럼, 오장육부의 세계는 단순한 정적인 체계가 아니다. 이것은 『황제내경』의 인체관이 인체를 수십 리터의 용적을 가진 고체를 모델로 하는 체계가 아닌, 유동流動하는 흐름을 모델로 하는 체계라는 것을 알려 준다. 현대의 의학과 매우 이질적인 측면을 잘 보여 주고 있다. 다음의 경락 이론은 이러한 이질적인 측면을 극단적으로 보여 준다.

장부경맥별로 왕성한 시간대를 두 시간 단위로 쪼개서 새벽 1시~3시까지 간, 새벽 3시~5시까지 폐, 5시~오전 7시까지 대장, 오전 7시~9시까지 위, 오전 9시~11시까지 비, 오전 11시~오후1시까지 심, 오후 1시~3시까지 소장, 오후 3시~5시까지 방광, 오후 5시~저녁 7시까지 신, 저녁 7시~9시까지 삼초, 저녁 9시~11시까지 삼초, 그리고 밤 11시부터 새벽 1시까지 담에서 기의 흐름이 왕성하다.

6) 경락 이론

인간의 몸은 대자연의 질서와 상응하기 때문에 대자연이 가진 기운의 흐름이 몸속에도 흐르고 있다. 경락經絡 이론은 한의학이 가지고 있는 가장 특이한 부분이다. 『황제내경』에 대한 관심이 경락에 집중되어 있다고 해도 지나친 말은 아닐 것이다. 그러나 과학시대를 살고 있는 우리들에게 이 이론은 이해하기 매우 어렵다. 기의 흐름이라고 이야기하기는 해도, 해부학적 실체가 없이 기능만 존재하는 몸의 현상에 대해 도대체 '법칙'이라는 이름을 붙일 수 있을까? 그것은 과학이기나 한 것인가? 이러한 의문은 단순한 이론적 탐구에 머물지 않고, '한의학의 과학화'를 목표로 하는 사람들에게 정서적인 고뇌까지 동반하게 만들고 있다. 우리는 『황제내경』에서 말하는 경락 이론과 그것의 현대적 의미에 대해 말해 보기로 한다.

경과 낙은 모두 기가 흐르는 통로를 의미한다. 경이 낙보다 보다 중심적이고 일정한 방향을 가진 흐름을 전제한다면, 낙은 좀 변칙적이고 흐름의 방향도 일정한 경로를 가지지 않는다. 또한 경이 큰 흐름을 뜻한다면, 낙은 그물처럼 뒤덮여 있는 세세한 흐름을 말한다. 기는 이 두 길을 통해 운행된다.

호흡을 포함해서 음식물을 통해 생성되는 혈기血氣는 몸을 기르고 생명을 유지하기 위해 중요한 '물질'이지만, 경락이 운행되고 흘러 다녀야 비로소 부단히 순환하며 힘줄, 뼈, 살 등의 조직과 기관에 영양을 공급하여 정상적인 생리 작용을 유지시킨다. 경락은 병리적 측면에서는 병의 통로이고, 치료 측면에서는 약물이 운행하는 통로이다. 그리고 경락에 위치한 경혈經穴에 침과 뜸을 시행하면 치료가 가능하다.

몸의 중심인 오장육부─실제로는 오행의 화火에 속하는 심장이 심포心包와 함께 둘이 되어 육장육부가 된다—는 모두 12장부이며, 이 장부에 경맥이 하나씩 배분된다. 가슴의 횡격막을 기준으로 가슴 속에 폐와 심포, 심장이 있고, 뱃속에 비장, 간, 신장이 들어 있기 때문에 가슴 속의 장부는 손의 경맥과, 배 속의 장부는 다리의 경맥과 연관된다고 간주한다. 그리고 오장(즉, 육장)에 대응하는 육부를 오장의 연관에 따라서 분류했다. 이렇게 되면 팔과 다리의 경맥은 각각 12개로 모두 12정경이 성립된다. 12정경은 몸의 좌우 대칭으로 12쌍이 있게 된다.

팔의 안쪽을 흐르는 세 개의 경맥은 각각 폐경-심포경-심경이 되고, 다리의 안쪽을 흐르는 세 개의 경맥은 각각 간경-비경-신경이 된다. 그리고 이들 장과 짝을 이루는 부腑의 경맥은 팔과 다리에서 이들 장의 경락의 맞은편을 지나간다. 예를 들면 폐경 맞은편에는 대장경이, 심포경의 맞은편에는 삼초경이, 심경의 맞은편에는 소장경이, 비경의 맞은편에는 위경이, 간경의 맞은편에는 담경이, 신경의 맞은편에는 방광경이 지나간다.

몸의 좌우 대칭으로 12쌍인 경맥에는 각각 경혈이 분포되어 있는데, 이 경혈은 그 경맥을 흐르고 있는 기운을 조절할 수 있는 특별한 기능을 갖고 있다. 이 혈穴을 취하면 해당 경맥의 기의 흐름을 조절하여, 장부들의 음양오행의 자율적 관계에 따라 오장육부의 전체적인 기의 흐름까지도 조절할 수 있다.

경락은 대자연의 기가 몸의 기와 동일한 흐름을 가지고 있다는 것을 전제하고 있다. 그런데 이런 기는 물질적이면서 정신적인 특성을 가지고 있으며, 또한 몸의 장부들은 대자연의 오행이 구현된 것으로 제시되고 있다. 그런 의미에서 몸의 이해는 대우주-소우주라는 동서를 관통하는 유구한 자연 철학적 통찰에 힘입고 있는 것이라 하겠다.

경락의 흐름이 오행의 질서와 같다면, 소박하게 말해 어떤 곳에 질병이 생기는 것은 기의 흐름이 올바르지 않다는 것을 의미한다. 따라서 기의 흐름을 원래의 조화로운 흐름으로 되돌리면 질병은 사라진다. 예를 들어, 위장병을 치료하는 데 족삼리足三里라고 하는 무릎 근처의 경혈에 침으로 자극을 주거나 뜸을 뜨면 치유가 된다. 그런데 무릎과 위장은 무슨 관련이 있는가? 현대 생리학은 이러한 현상을 설명할 수 있는 논리가 준비되어 있지 않다. 비록 그 현상을 인정한다고 해도 그것은 여전히 이해할 수 없는 논리이다. 다시 말해 경락 이론과 현대 생리학은 전혀 언어가 공유되지 않고 있는 것이다. 더욱이 현대 생리학에서는 경락 이론을 일종의 위협, 곧 자신의 체계로 포섭되지 않는 이질적인 것으로 간주하여 대부분 외면하고 배

척하는 심리적 퇴행을 보이고 있다.

  이러한 상황은 경락 이론의 토대를 이루는 세계관, 존재론, 인식론 등에 대한 검토를 필요로 하며, 그것의 핵심에는 음양 오행론과 기의 철학이 있다. 경락은 과학 이론이 기반하고 있는 인과율을 토대로 하지 않는다. 경락 이론은 그와 반대로 비非인과적 상응 원리에 기반하고 있다. 이러한 인과율과 비인과율의 대립적 두 원리는 사실 인간의 사유가 가진 두 가지 원형에서 유래한다. 전자를 인과적 사유라고 한다면 후자를 상관적 사유라고 하겠다. 인과적 사유는 근대의 과학 혁명을 거쳐 원인과 결과의 정교한 관계를 파악하는 절차를 고안할 수 있도록 해 주었지만, 상관적 사유는 근대 과학보다 더 오래된 인류 최초의 혁명, 즉 신석기 시대의 혁명에 기반하고 있다. 비록 황제가 지었다는 것이 허구라고 해도, 황제라는 이름은 인류가 자연에 접근하는 최초의 방식을 고안한 시기를 상징한다고 해석할 수 있다.

  경락은 인과적 사유 방식으로는 접근할 수 없는 체계를 가지고 있다. 인과적 사유는 원인과 결과를 상정하고 결과는 원인에 항상 종속되어 있다. 또한 원인은 최초의 원인으로 거슬러 올라가며, 이 최초의 원인에 특권을 부여하는 목적론을 전제한다. 그러나 상관적 사유는 그 결과가 원인에 종속되지 않고, 최초의 원인에 대한 특권을 부여하는 목적론이 아니다. 원인이 결과가 되고 결과가 원인이 되며, 최초의 원인도 없이 반복의 고리를 형성하여 시작도 끝도 없는 순환론을 특징으로 하고 있는 것이다.

이러한 설명이 매우 함축적인 것이어서 이해하기 힘들다면, 오행의 순환 고리를 생각해 보자. 목기가 화기를 생겨나게 하면, 화기는 목기를 원인으로 생각하지만 전체 오행의 장에서는 화기가 금기를, 금기가 수기를 생겨나게 하고, 이어 수기는 다시 목기를 생겨나게 한다. 그런데 이 계기들은 동시적이다. 상극 관계도 마찬가지로 목기가 토기를 제어하면 토기는 금기를 생겨나게 하여, 결과적으로 금기는 목기를 제어하게 된다. 동시적으로 성립되는 이 관계에서 목기가 금기에 제어되는 것은 목기로부터 비롯된 것일까, 토기로부터 비롯된 것일까?

상관적 사유는 원인과 결과가 뚜렷하지 않다. 따라서 족삼리와 위장의 관계는 평등한 두 존재, 즉 인과 관계가 아닌 상관적 관계로서 설명되어야 한다. 이것을 근대 이전 서양과 『황제내경』은 감응이나 상응이라 불렀다. 족삼리와 위장은 감응을 하고 있다. 이러한 사유를 현대 과학의 언어와 융합하고 설명해 내야 하는 것은 이 시대의 가장 도전적이며 모험적이고 혁명적인 지적 탐구의 분야가 될 것이다. 그러나 혁명이라고 해서 이전의 모든 것을 다 혁신해야 하는 것은 아니다. 그러한 혁명의 단서는, 묵은 먼지를 쓰고 다시 사물을 비춰볼 날을 기다리고 있는 옛 거울처럼 말없이 있는 『황제내경』과 같은 고전의 메시지를 음미하는 것으로부터 출발할 수 있을 것이다.

7) 더 생각해볼 문제들

① 음양오행의 논리가 인간의 질병과 건강, 삶과 죽음과 같이 중요한 문제에 얼마나 기여할 수 있을까?

음양오행의 논리는 인간의 질병과 건강을 두 가지 독립된 현상으로 생각하지 않는다. 또한 인간의 문제를 인간에게만 고유한 것으로 생각하지 않는다. 그에 따라 자연의 질서에 대한 이해가 곧 인간의 문제에 대한 이해와 동일시된다. 인간의 오호惡好와 무관하게 움직이는 자연의 질서는 비인간적으로 보이지만, 이것에 대한 이해를 통해 생사生死를 이해할 수 있다. 질병은 자연의 질서의 하나이지만, 유톡 인간의 질병은 과욕으로 인해 조장된다. 과욕에 대한 절제는 질병의 예방으로 이어지며, 정신과 신체를 규율하는 양생이 인간에게 중요하게 된다.

②과학 시대의 기준에 비춰『황제내경』의 중심 어휘들은 어떻게 이해되어야 하는가? 두 체계가 서로 공유되는 기반이 없다면, 두 체계는 각각 독립적으로 존속되어야 하는가? 그렇다면 한의학의 과학화는 어떤 의미가 있으며, 과학이 제시하는 이론은『황제내경』의 체계에 포함될 수 없는 것인가?

과학에 대한 우리의 생각을 정리해야 할 필요가 있다. 과학이 포괄적이고 체계적인 지식이라면, 한의학의 이론이 현실적 힘을 가지는 현상에 대해서 방관할 수 없을 것이다. 또한 한의학의 과학화가 기존의 과학 개념 속에서 재단되거나 왜곡된다면, 올바른 의미의 과학화라 할 수 없다. 무엇보다 과학은 새로운 경험에 대해 열린 태도를 가지고 있어야 한다. 과학 이론은 광범위한 인간 경험을 해석하고 설명하는 데 제약을 두어서는 안 된다. 만일 그렇지 않다면 그것은 가장 비과학적인 태도가 될 것이다.

③『황제내경』이 탄생한 시대와 혹은 그것을 탄생시킨 상관적 사유가 신석기시대 혁명의 결과라면, 지금 현대의 조건 속에서 그러한 사유가 의미하는 것은 무엇인가?『황제내경』의 메시지는 우리의 삶에 어떤 의미를 가지고 있는가?

『황제내경』을 성립시킨 사유 방식의 가장 큰 특징은 자연의 질서와 인간의 질서, 곧 자연과 문명을 단절된 것으로 보지 않는다는 것이다. 인간의 질서가 가진 고유한 점을 강조하는 것은 전체로서의 질서를 왜곡하는, 부분적이고 편파적인 결과를 가지고 온다. 현대 문명의 가장 큰 문제는 인간의 삶을 자연의 질서로부터 단절시킨 데서 비롯된 것이다. 인간을 자연의 질서 속에 어떻게 설정해야 하는지가 문제를 푸는 관건이 된다.

3. 건강과 음양오행

1) 음양오행

어원으로 보면 음陰·양陽이라는 두 문자는 각각 어둠과 밝음에 관련되어 있다. 음이라는 글자는 언덕[丘]과 구름[雲]의 상형象形을 포함하고 있으며, 양이라는 글자는 모든 빛의 원천인 하늘을 상징하고 있다. 음은 여성적인 것, 수동성·추위·어둠·습기·부드러움을 뜻하고, 양은 남성적인 것, 능동성·더위·밝음·건조함·굳음을 뜻하게 되었다. 이와 같은 두 개의 상호보완적인 힘이 서로 작용하여 우주의 삼라만상을 발생시키고 변화, 소멸시키게 된다고 보는 것이다.

『역경』「계사繫辭」에 "일음일양 그것이 도이다(一陰一陽之謂道)."라고 하여 우주에는 두 가지의 힘 또는 작용이 있어 때로는 한쪽이, 어느 때는 다른 쪽이 물결과 같이 계기적으로 우세하게 된다는 의미를 나타내고 있다. 음양사상에는 상반相反과

응합應合의 논리가 함축되어 있는 것으로 보이는데, 상반은 +와 −의 대립이고, 응합이란 상반이 단순한 대립으로 그치는 것이 아니고 항상 상호의존의 관계를 유지하면서 발전해 가는 것을 의미한다. 이런 상반응합의 사상은 「계사」에 "천지의 기운이 서로 감응합일하여 만물이 생겨나고 번영하며 남녀의 정기가 결합되어 인간이 화생한다." 하는 구절이 있는데, 천지와 인간이 서로 구별되지 않고 대우주-소우주의 상관관계로서 서로 밀접하게 묶여 있음을 알 수 있다.

오행설에 관한 근거는 『서경』의 「홍범편」에서 찾아볼 수 있다.

오행의 첫째는 수水이고, 둘째는 화火, 셋째는 목木, 넷째는 금金, 다섯째는 토土이다. 수의 성질은 물체를 젖게 하고 아래로 스며들며, 화는 위로 타올라 가는 것이며, 목은 휘어지기도 하고 곧게 나가기도 하며, 금은 주형鑄型에 따르는 성질이 있고, 토는 씨앗을 뿌려 추수를 할 수 있게 하는 성질이 있다.

오행의 개념은 다섯 종류의 기본적 물질이라기보다는 다섯 가지의 기본 과정을 나타내려는 노력의 소산이며, 영원히 순환운동을 하고 있는 다섯 개의 강력한 힘을 나타낸다. 음과 양은 교대로 계기繼起하는 두 가지 흐름으로 간주되었기 때문에 그 계기의 순서를 정하는 데 어려움이 없었으나, 오행설이 발전하면서 복잡한 문제가 발생하였다. 사계四季의 순서나 공간적인 방위方位, 신체의 기관, 색깔·냄새·맛 등에 모두 적용한 것이다.

즉 음양오행의 매커니즘은 생명력의 원천이며, 인체의 면역체계 및 방어기작을 포함한 신체활동의 운영 시스템이다. 이러한 원리 이외에 내장된 신체활동에 결부된 원칙 혹은 규칙은 없기 때문에 가장 중요한 원칙 혹은 법칙이며, 은밀하고 미묘하여 알아차리기 어려우나 신묘하게 작용하는 생체리듬의 근원이라 할 수 있다. 음양오행의 밸런스를 맞춰 음식을 잘 섭취하고 관절운동과 호흡법으로 수화풍의 기운을 끌어내고 수면을 통해 더욱 정미하게 음양오행의 기운(진기)을 도인하는 것이 수련의 목적이다.

2) 정精·기氣·신神에 대하여

인간은 천지의 기운이 합쳐져서 만들어진 존재이다.

인간이 섭취하는 음식물은 하늘과 땅의 기운으로 만들어진다. 이를 섭취 후 잘 소화하여 생명을 지키는 자양분으로 사용할 수 있는 형태가 되었을 때 이를 정精이라 한다.

정精이라는 물질은 정액뿐만 아니라 신장腎臟의 호르몬, 골수골수骨髓, 뇌수腦髓 등을 포괄하여 지칭하는 단어이다. 즉 정精은 인체에 흡수된 영양분이 가장 정미롭고 응축된 보배와 같은 형태로 전환된 것으로서, 이러한 정은 오곡五穀의 진액이 재료가 되어 변화하여 기름으로 만들어지고, 이것이 뼈의 구멍으로 스며들어 골수와 뇌를 채운 뒤 사타구니로 흘러 들어간다. 정을 지나치게 소모하면 허虛하게 되고, 허하게 되면 허리와 등이 아프고 정강이가 시큰거린다.

골수는 뼈를 채우고 있는 것이고, 뇌는 또한 수해(髓海-골수의 바다)이다. 뇌의 수해髓海가 부족해지면 머리가 빙빙 돌고 귀가 울리고 눈이 어지럽고 캄캄해지며, 뼈의 골수가 부족해지면 무릎이나 정강이가 시큰거린다.

매일 먹는 음식 중의 정수가 정精이 되기 때문에 정精이라는 글자는 미米와 청靑이 합쳐져 만들어졌다. 기름과 불꽃처럼 정精과 기氣는 서로 상보적인 관계이므로 정이 가득 차면 기가 성해진다.

기氣는 동양학에서 우주만물의 기본이 되는 에너지이며 모든 생명체의 근원이라고 정의한다. 우주의 변화가 기에 의해서 일어나므로 우주에 속해 있는 지구에 존재하는 생명체인 인간도 이러한 기의 변화에 자유로울 수 없다. 한의학에서는 인체를 소우주小宇宙, 즉 작은 우주라고 언급하고 있는데, 우주와 인간의 기는 결코 별개의 것이라고 할 수 없다.

기氣는 에너지 측면에서 기력氣力이라 말하고, 흐름 측면에서 기운氣運이라고 말한다. 인간의 몸에 기가 제대로 흘러야 생각 등의 정신활동이 생겨나고 정精이 만들어지며, 기氣와 함께 혈血이 인체의 구석구석까지 순환하면서 에너지, 즉 영양분을 공급하게 되어 생명을 유지할 수 있다. 결국 인간은 기가 충만해야 건강한 상태가 된다. 기가 어느 한 부분에 치우쳐서 과하거나 부족하게 되면 항상성이 깨져서 균형이 흐트러지게 된다. 균형적인 식생활과 운동과 함께 정신과 기의 순환을 위해 노력을 지속하여 기의 균형과 조화를 유지하는 것이 건강을 유지하는 가장 중요한 방법이 된다.

기氣라는 글자의 구성을 살펴보면 쌀 미米 자와 기운 기氣 자가 더하여 만들어진 것인데, 기는 코를 통해서 들어온 천기天氣, 즉 산소를 포함한 대기와 입을 통하여 섭취한 지기地氣, 즉 음식물이 어우러져서 만들어지게 된다.

우리의 몸에는 원기元氣, 종기宗氣, 영기營氣, 위기衛氣 등 여러 가지의 기가 존재한다. 종기宗氣는 음식물이 위장으로 들어가서 소화되어 생긴 가장 정미로운 기로서, 가슴에 쌓여 있으면서 호흡을 주관하고 체온을 유지시켜 주는 역할을 하게 된다.

영기營氣는 비위脾胃에서 흡수된 음식물의 맑은 기로, 종기宗氣의 영향으로 활성화되는 음기陰氣이다. 영기는 피와 함께 온몸을 순환하면서 영양분을 공급해주는 역할을 하게 된다. 위기衛氣는 비위에서 흡수된 음식물의 탁한 기로, 종기의 영향으로 활성화되어 낮에는 몸의 바깥쪽을 돌고 밤에는 몸속의 장부를 순환하는 양기陽氣로서 혈관의 외부에 영양분을 공급하고 사기邪氣에 대항하여 제일 먼저 싸우는 역할, 즉 방어력을 의미한다.

영기와 위기는 아침에 폐에서 만나게 되는데, 결국 폐는 두 가지 기의 흐름에 필수적인 역할을 하게 된다. 진기眞氣는 몸에서 으뜸이 되는 기로서, 여러 기가 만나서 생성되며 생명을 유지하게 된다. 만약 진기가 소멸되면 사망에 이르게 된다. 이러한 기는 인체 내부의 장기와 외부의 경락을 흐르게 되어 우리 몸의 항상성을 유지하게 된다.

이러한 흐름에 이상이 발생되는 경우 질병이 찾아오게 되므로 이를 개선하기 위하여 조치가 필요하다. 기의 생성 입장에서는 호흡과 음식이 중요하므로 호흡훈련과 올바른 식습관 형성이 필요하다. 현대의학에서도 질병의 발생 원인을 저체온과 저산소 때문이라고 하는 것과 연관성이 있다고 할 수 있다.

한의학에서 신神은 광의로는 육체와 정신을 총괄하는 모

든 생명활동 또는 이를 발현시키는 주체를 나타내고, 협의로는 사유·의식·지각·정서 등 정신활동과 감각·운동 등 신체활동을 나타내고 있어 인간의 생명을 통수하는 역할을 한다고 할 수 있다.

이 가운데 정신은 지각, 사고, 기억, 감정이 일어나는 의식의 흐름으로서, 이를 통해 개념을 형성하고 문제를 해결하며 효율적인 판단과 의사결정을 한다. 이러한 정신기능에 대해 『황제내경』에서는 심心·의意·지志·사思·여慮·지智의 인지과정과 혼魂·신神·의意·백魄·지志의 오신五神, 그리고 희喜·노怒·우憂·사思·비悲·칠정七情 등으로 구분하고 있다.

식약동원食藥同原이라는 말처럼 우리의 생명력을 유지하고 질병을 예방하는 데는 음식으로 얻는 에너지가 가장 중요하다. 열역학 제1법칙에 의하면 "모든 대사반응은 자유에너지가 감소하고 엔트로피(무질서도)가 증가하는 방향으로 진행된다." 고 한다. 즉 인체는 모든 활동을 통해 대사 부산물인 염증성 물질, 노폐물, 활성산소 등 독소물질 등이 쌓이게 되고, 이를 처리하기 위해서는 음식을 통한 영양분 섭취로 에너지를 얻는 과정이 필요하게 된다. 이러한 목적을 달성하기 위해 올바른 호흡 수련과 수면, 규칙적인 운동 등이 필수적인 조건이 된다.

정신精神 활동이 잘못되어 정력이 고갈되고 정신이 피폐해지는 것을 막고 건강을 유지하기 위해서는 명상수련이 반드시 필요하다.

우리 몸의 주재자인 정기신은 천지의 기운으로 얻어지고 이 것은 음양오행의 성질을 지니고 있다. 음양오행의 조화에 따라 음식을 골고루 섭취하고 호흡 조절로 몸의 기운을 늘리고 올바른 운동법에 의하여 기혈의 순환을 돕는 수화풍의 기운을 기르는 운동을 하면 상응하고 호응하는 위기 내지는 영기가 활성화될 수 있다. 우주 변화에 잘 적응하기 위해 명상을 통한 마음공부가 필요하다.

3) 음양오행과 음식

동양사상에서 식료, 식치, 그리고 약식동원을 추구하는 방법 은 바로 음양오행이라고 볼 수 있다. 음양오행이란 무엇인가? 음양은 인간이 자연을 경험하며 느끼는 매우 상식적인 이해 에서 출발한다. 세상의 모든 것은 두 가지의 속성으로 나누어 볼 수 있다. 여기서 음양이란 자연계와 서로 연관되면서 대립 된 사물이나 현상의 속성을 말하는 것으로, 우주에 존재하는 사물은 모두가 이 두 가지의 속성을 가지고 서로 의존하면서 대립하고 교감하면서 제약하고 서로 전환하고 평형을 이루게 된다.

남과 여, 뜨거움과 차가움, 빠름과 느림 같은 요소들로서 모두 음과 양, 두 그룹으로 나눠서 생각할 수 있다. 즉 음과 양은 사물의 대립된 성질로 이해할 수 있다. 음양설은 이 세상의 모든 사물과 현상에는 서로 대립되는 음과 양의 양면이 있는데 이것은 고정된 것이 아니라 서로 바뀌는 것이 가능하고, 밸런스와 변화 속에서 성립된다고 하는 이론으로, 4가지의 기본 변화를 갖는다.

음양의 최초의 함의含意는 매우 소박하여, 태양을 등지고 서 있을 때 태양을 향하고 있는 것을 양(陽), 태양을 등지고 있는 것을 음陰이라 하였다. 이것이 후에 낮과 밤, 하늘과 땅(天地), 좌우左右, 내외內外, 남녀男女, 사람과의 관계에서도 성립되었다. 우주宇宙의 어떤 물질도 모두 음과 양의 두 부류로 나눌 수 있다.

그런데 음과 양이 있다면 그 음과 양 자체에 대해서도 다시 둘로 나누어 볼 수 있다. 어떤 종류의 물질이라도 그 내부를 또 다시 음과 양의 두 가지 방면으로 나눌 수 있으며, 이렇게 나뉜 음과 양은 또 다시 음양으로 나눌 수 있다. 이렇게 우주의 사물들은 서로 대립하면서도 또 서로 연계되어 존재하고 있어 어느 쪽이든 한 쪽만 존재할 수 없고 서로 영향을 미치면서 상호변화가 일어난다. 그래서 인체의 음양은 항상 상대적 평형을 유지해야만 건강이 유지된다.

그런데 어느 한 쪽으로 치우쳤다고 보기 어려운 중간도 있어야 할 것이다. 그래서 태양-소양-중-소음-태음의 다섯 가지 관념을 잡고 이를 화火-목木-토土-금金-수水로 상징하여 '오행'이라고 한다. 그리고 천지 만물 모든 물질계와 생물계는 물론 사회와 도덕, 정신의 영역에 이르기까지 모두 이 오행으로 풀이한다. 즉 오행은 세상에서 일어나는 모든 사물과 현상의 움직임을 5가지 요소로 나누어 그 상호작용에 의한 운동과 변화를 적용시키는 이론이다.

4) 오행 대조표

오행은 여기서 더 나아가 음과 양 사이에 서로 견제하면서 보완하는 정태적 관계가 있을 뿐 아니라 음이 왕성해졌다가 점차 약해지면서 음이 강해지는 동태적 관계, 즉 순환관계가 있다고 여겨졌다. 그런 순환을 오행으로 풀이하면, 오행 사이에 상생하고 상극하는 관계에 따라 변화해 가는 것으로 이해되었다.

	太陽	小陽	中	少陰	太陰
오행五行	불(火)	나무(木)	흙(土)	쇠(金)	물(水)
오방五方	남南	동東	중앙(中)	서西	북北
오계五季	여름(夏)	봄(春)		가을(秋)	겨울(冬)
오음五音	치緻	각角	궁宮	상商	우羽
오덕五德	예禮	인仁	신信	의義	지智

5) 오행 순환관계

이러한 우주의 음양오행에 의한 운행원리는 먹을거리에도 적
용된다고 보았다. 음식물에는 양의 성질을 가진 음식물과 음
의 성질을 가진 음식물이 있으며, 그것은 데우고 식힘으로써
다소 강화 또는 약화되지만 근본적으로는 해당 음식물이 갖고
있는 성질이다. 또한 오행에 맞게 다섯 가지 맛이 나는 음식물
이 있으며 그 가운데 다섯 곡식(五穀), 다섯 과일(五果), 다섯 채
소(五菜) 등이 구분되는데, 이는 각각 인간의 다섯 장기(五臟),
다섯 장부(五腑), 다섯 기관(五官), 다섯 지체(五體)에 해당된다.

상생相生 : 불(火) → 흙(土) → 쇠(金) → 나무(木) → 물(水) → 불(火)

상극相剋 : 불(火) → 쇠(金) → 나무(木) → 흙(土) → 물(水) → 불(火)

6) 음양오행과 먹을거리

오행 중 토(土)에 해당되는 비위(비장과 위장)가 약해져서 식욕이 없고 소화를 잘 못하는 사람은 신체의 기 가운데 토의 기운이 약해진 것이다. 따라서 오행 중에서 같은 토에 속하는 음식물을 먹어서 토의 기운을 보해 주어야 한다. 가령, 대추나 소고기를 먹어야 한다는 것이다. 또한 토가 지나치게 약해져 있다면 일단 토의 기운을 살리는 화의 기운을 함께 넣어주어 토의 기를 살리도록 한다.

그러나 토나 화의 기운이 지나치면 또 그것도 문제다. 토가 극하는 수에 해당되는 콩팥이나 방광이 나빠져서 소변을 잘 보지 못하게 되거나 화가 극하는 목에 해당되는 간이나 눈이 나빠질 것이다. 그러므로 매우 어렵지만 모자라는 기운은 보충해주되 이때 반드시 상생과 상극의 관계를 잘 따져서 식단을 짜야 한다.

신맛의 음식을 많이 먹으면 간장의 기운이 넘쳐서 비장의 기능을 해친다.

짠맛의 음식을 많이 먹으면 뼈가 약해지고 근육이 오그라들어 근위축증이 생길 뿐만 아니라 심장의 기운이 활동을 못한다.

	火	木	土	金	水
오미五味	쓴맛(苦)	신맛(酸)	단맛(甘)	매운맛(辛)	찐맛(鹹)
오색五色	붉은색(赤)	푸른색(靑)	노란색(黃)	흰색(白)	검은색(黑)
오곡五穀	보리(麥)	참깨(麻)	벼(稻)	기장(黍)	콩(豆)
오축五畜	양고기(羊)	닭고기(鷄)	소고기(牛)	말고기(馬)	돼지고기(豚)
오과五果	살구(杏)	자두(李)	대추(棗)	복숭아(桃)	밤(栗)
오채五彩	염교(薤)	부추(韭)	아욱(葵)	파(蔥)	콩잎(藿)
오장五臟	심장(心)	간(肝)	비장(脾)	폐(肺)	콩팥(腎)
오부五腑	소장小腸	쓸개(膽)	위胃	대장大腸	방광膀胱
오관五官	혀(舌)	눈(目)	입술(脣)	코(鼻)	귀(耳)
오체五體	혈맥血脈	근육(筋)	살(肌肉)	피부(皮毛)	뼈(骨髓)

단맛의 음식을 많이 먹으면 심장의 기운이 어지럽고 들떠서 혈액순환이 되지 않는다. 또한 신장에 심한 불균형을 초래하여 이로 인해 얼굴이 검어진다.

쓴맛의 음식을 많이 먹으면 음식물을 다른 화학성분으로 바꾸어 공급하는 비장의 기능을 저해하고, 소화 불량을 일으켜 위장이 부어오른다.

매운맛을 많이 먹으면 근육과 힘줄이 축 늘어져 힘을 쓸 수 없고 신경이 날카로워져 짜증을 잘 낸다. 그러므로 신체의 뼈, 근육, 힘줄, 혈관, 기타 부속물들이 올바르게 성장, 번식하고 발달하려면 무엇을 먹을 것인가에 대해 주의해야 한다. 그래야만 기와 혈의 움직임이 부드러워져서 건강하게 장수할 수 있다.

　그리고 목, 화, 금, 수에 해당되는 봄, 여름, 가을, 겨울에는
제각기 신맛, 쓴맛, 매운맛, 짠맛의 의 음식물, 또한 각각의 오
행에 해당되는 음식물을 챙겨먹어 몸이 각 계절의 기운에 조
응하도록 해야 한다. 이렇게 오행에 따른 식단뿐 아니라 음양
에 따른 식단도 필요하다. 말하자면 계속해서 음에 속하는 성
질의 음식만 먹거나 그 반대로만 먹어서는 곤란하다. 이런 음
양오행의 식사법으로 건강을 다스리는 것이 식료나 약식동원
사상의 핵심이다.

● 심장=붉은색

적색은 오행에서 화火에 속하며, 인체의 심장, 소장, 혀 등과
연결돼 있는 기운이다. 토마토에 들어 있는 라이코펜은 고혈
압과 동맥경화 예방 성분이 있어 심장을 건강하게 한다. 사과
의 캠페롤, 포도의 폴리페놀, 붉은 고추의 캅사이신 등은 항암
효과가 있다. 그밖에 건강에 좋은 적색 식품으로는 딸기, 감,
자몽, 대추, 구기자, 오미자 등이 있다.

● 간=녹색

녹색은 목木에 해당되며, 간肝, 담膽, 근육에 연결된다. 싱싱한

샐러드나 녹즙 등 녹색식품은 간기능을 도와주며 신진대사를 원활히 한다. 푸른 잎의 엽록소인 클로로필은 조혈작용을 도와 빈혈 예방에도 좋다. 올리브유의 녹색은 동맥경화를 일으키는, 몸에 나쁜 LDL 콜레스테롤을 낮춘다. 시금치는 각종 비타민과 영양소가 서로 상승효과를 내는 대표적인 녹색 식품이다. 그밖에 쑥갓, 케일, 시래기 등이 권할 만하다.

● **신장=검은색**

검은색은 수水에 속하며, 신장, 방광, 귀, 뼈 등과 연결된다. 예로부터 검은콩과 검은깨(흑임자)를 회복기 환자에게 먹였다. 조혈, 발육, 생식 등을 관장하는 신장 기능을 강화하는 효과가 있다고 봤다. 검은 색소인 안토시아닌은 검은콩, 흑미, 깨 등에 풍부하며, 노화의 원인인 활성 산소를 중화시키는 항산화 효과가 있다. 그밖에 목이버섯, 김, 오골계, 흑염소 등이 있으며, 서양에서는 블루베리가 대표적이다.

● **위=노란색**

황색은 토土에 속하며, 비脾, 위胃, 입 등에 연결된다. 황색 음식은 소화력 증진에 좋다. 단호박은 죽이나 찜으로 먹으면 위장 기능을 높인다. 황적색 색소에 많은 카로티노이드 성분은 면역력을 증진시키고, 혈당강하, 노화방지 효과도 있다. 감귤, 오렌지, 망고 등은 비타민C의 보고寶庫이다. 카레에는 항암 효과가 있다. 그밖에 당근, 파인애플, 감 등이 권장된다.

● 폐=하얀색

백색은 금金에 해당되며 폐, 대장, 코에 연결된다. 폐나 기관지가 약한 사람에게 도움이 된다. 백색 채소와 감자 등은 항알레르기, 항염증 기능이 탁월하다. 양파의 케르세틴은 고혈압을 예방하며, 양배추의 설포라페인 등은 항암 효능이 있는 것으로 밝혀져 있다. 도라지의 사포닌은 기침에 좋다. 그밖에 백색 식품으로 마늘, 무, 배, 연근, 고구마 등이 있다.

라이코펜은 몸속에서 암을 유발하는 물질이 형성되기 전에 위험 인자들을 몸 밖으로 배출하는 역할을 한다. 베타카로틴이 뛰어난 항암제로 알려져 있으나 몇 해 전 이스라엘 연구팀의 암세포 성장 실험에 따르면 라이코펜의 암세포 성장 억제 효과가 베타카로틴보다 10배나 강한 것으로 나타났다. 특히 폐암 예방에 탁월한데 흡연이 베타카로틴의 카로티노이드 구조를 변화시켜 제 기능을 못하게 하는 반면 라이코펜에는 그 어떤 방해 작용도 하지 않기 때문이다. UCLA 의과 대학의 데 이빗 헤버 박사가 '폐암의 희망은 라이코펜'이라고 말했을 정도다.

토마토, 사과, 붉은 고추, 팥, 석류, 대추, 오미자, 딸기, 수박 등 라이코펜을 함유한 붉은색 과일은 아침에 먹는 것이 가장 좋다. 과일의 비타민 B군과 C군이 간에서 활성화하는 데 최소 4~5시간 걸리므로 비타민 효과를 제대로 보기 위해서다. 식전이면 위와 장의 운동을 촉진하는 펙틴 효과도 기대할 수 있다. 아침에 일어난 즉시 공복에 먹는 토마토는 혈압을 낮추는 데도 도움이 된다. 사과 한 알이면 식사 대용으로 무리가 없는데, 라이코펜의 섭취를 위해서 깨끗이 씻어 껍질째 먹으면 좋다.

베타카로틴은 가장 강력한 항산화제이며, 몸속에서 생긴 나쁜 산소가 세포막과 유전자를 손상시켜서 노화를 촉진하고 암세포도 만들어 내고 성인병에도 걸리게 하고 하는데, 이것을 막는 것이 주 임무다. 베타카로틴이 비타민 A의 영양 공급원이라는 점도 놓쳐서는 안 될 부분이다. 베타카로틴은 사람 몸에 흡수되면 비타민 A로 바뀌는데, 비타민 A는 식욕을 촉진하고 신체 발육을 돕고, 면역력을 강하게 하는, 우리 몸에 꼭 필요한 영양소이다. 한편 지친 장에 원기를 보충하는 데도 효과적이다. 장이 좋아지면 자연히 부기가 빠지고 피부가 예뻐진다.

당근, 자몽, 호박, 고구마, 카레, 감, 귤, 망고, 벌꿀, 노랑 파프리카는 아직 표준화되어 있지 않으나 하루 5~6㎎ 정도가 권장량이다. 귤 3개 정도면 충분하나 과잉 섭취를 해도 무방하다. 베타카로틴이 혈액 속에 들어 있다가 몸에서 필요한 만큼만 분해돼 비타민 A로 전환하기 때문이다.

프레시한 녹색은 마음을 편안하게 진정시키는 색이다. 신진대사를 활발하게 하고 피로를 풀어 주는 엽록소가 풍부해 자연 치유력을 높인다. 피를 만들고 세포 재생을 도와주므로 노화 예방에도 좋다. 게다가 혈압과 혈중 콜레스테롤 수치를 낮추는 효과까지 있다. 그중 배추, 양배추, 케일같이 녹색 잎사귀 야채는 '설포라페인', '인돌'이 다량 함유되어 항암 작용과 함께 간의 독소를 빼는 역할을 하며, 완두콩, 아보카도, 키위, 시금치 등 황색을 띤 녹색 야채나 과일의 색소에 들어 있는 '루테인'과 '제아잔틴' 성분은 눈을 건강하게 한다.

브로콜리, 양배추, 아스파라거스, 올리브유, 녹차, 오이, 시금치, 매실은 공복에 녹즙을 꾸준히 마시면 평생 간 걱정은 하지 않아도 된다. 쌉쌀한 맛이 싫다면 감자, 토마토, 파인애플, 포도, 오렌지 등을 함께 간다. 먹기도 좋고 영양은 두 배 이상이다.

　안토시아닌은 플라보노이드계 색소로 동맥에 침전물이 생기는 것을 막아 피를 맑게 하며 심장 질환과 뇌졸중 위험을 감소시킨다. 육류 섭취가 많은 프랑스인이 심장병 사망률이 낮은 이유가 다 포도주를 즐겨 마시기 때문이라는 '프렌치 패러독스'와 일맥상통하는 이야기이다. 한편 최근에는 안토시아닌이 소염, 살균 효과가 뛰어나 아스피린보다 10배나 강하지만 위에는 전혀 부작용을 일으키지 않는다는 사실이 밝혀지기도 했다. 게다가 망막에서 빛을 감지해 뇌로 전달해 주는 로돕신 색소의 생성을 도와 비디오 증후군의 여파로 생기는 눈의 피로를 줄여 주기도 한다.

　적색 포도, 가지, 블루베리, 체리, 붉은 양배추, 붉은 양파, 망고스틴 등에 들어 있는데, 블루베리, 체리, 망고스틴은 제법 가격이 나가는 수입 과일이다. 따라서 국산 포도를 적극 활용해도 좋다. 포도는 싱싱한 것을 그대로 먹거나 하루 1잔 정도 주스로 마셔도 좋지만, 포도주로도 즐길 수 있다. 이때 안주로는 치즈가 적합하다. 치즈 속에는 양질의 아미노산이 들어 있어 간의 활동을 돕고 알코올 분해를 촉진한다. 또한 치즈의 풍부한 지방분은 알코올로부터 위벽을 보호한다. 한편 칼슘과 마그네슘은 함께 섭취할 때 흡수가 빨라지는데, 포도주에는 마그네슘이, 치즈에는 칼슘이 풍부해 효과적이다. 함께 마시면 포도주와 치즈가 서로 상호작용을 해 몸에 이로운 성분을 더욱 알뜰히 챙길 수 있는 것이다.

기름을 두르지 않은 프라이팬에 검은깨를 달달 볶은 후 곱게 빻아서 두고두고 섭취해도 좋다. 우유나 두유, 선식 등에 타 먹으면 고소하니 더욱 맛있고 영양가도 높다. 변비가 있다면 검은깨 가루에 꿀을 섞은 뒤 뜨거운 물에 1큰술씩 타서 마시도록 한다. 고기 기름장에 검은깨 가루를 넣는 것도 괜찮다. 고기의 누린 맛은 없어지고 고소함을 느낄 수 있다. 가족 중 아토피를 앓고 있거나 피부 가려움증으로 고생하는 사람이 있다면 한 달 이상 검은깨를 상복하게 하자. 건조했던 피부가 부드럽고 촉촉해진다.

콩나물, 배 등의 흰색 또는 담황색을 만드는 것은 플라보노이드 계열의 안토크산틴이다. 안토크산틴이 들어 있는 야채와 과일은 성질이 따뜻해서 폐나 기관지가 약한 사람에게 좋은 보양 재료이다. 소화가 잘 되는 것도 큰 장점이다. 체내에서 나쁜 산소가 일으키는 부작용을 억제하고 몸속에 들어오는 세균과 바이러스에 대한 저항력도 길러 준다. 한편 안토크산틴은 구조에 따라 여러 성분으로 분류되는데, 그중 이소플라본이 여성 호르몬인 에스트로겐 효과를 내기 때문에 중년 여성이 섭취할 경우 안면 홍조 등 폐경기의 초기 증상을 완화시킬 수 있다.

마늘, 양파, 무, 감자, 버섯, 도라지, 콩나물, 컬리플라워 등이 여기에 해당한다.

◈ **내 기분에 맞는 컬러 고르기**

빨간색 - 의욕을 높여주고 아이디어와 감성을 자극

주황색 - 에너지 회복, 창의성을 높여줌

노란색 - 우울하고 초조한 기분을 완화시켜줌

녹색 - 스트레스나 불안감 해소, 심리적 안정에 도움

파란색 - 집중력 강화와 합리적 사고에 도움

분홍색 - 스트레스 해소, 감성을 자극

◈ **오장육부에 도움이 되는 색깔음식**

①녹색 - 목木에 해당/ 간

간은 우리 몸에서 기운이 잘 퍼지게 하여 소화가 잘 되고 스트레스 해소를 도와준다. 녹색을 띠거나 신맛이 나는 키위나 풋사과, 쑥, 미나리 등이 좋다.

②적색 – 화火에 해당/ 심장, 혈관

심장은 몸을 따뜻하게 하고 혈액순환을 도와주는데, 빨간색 토마토 등이 좋다

③흑색 – 수水에 해당/ 신장, 방광

신장이 약해져 몸이 무겁고 소변보기 불편할 때 검은콩, 검은깨 등이 좋다.

④백색 – 금金에 해당/ 폐, 대장, 피부

폐는 호흡을 잘하게 돕고 피부를 건강하게 해준다. 흰색의 배나 밤 등의 음식이 좋다.

⑤황색 – 토土에 해당/ 위, 비장

황색음식은 소화력 증진에 좋다. 소화가 안 될 때 노란색을 띄거나 단맛이 나는 바나나, 단호박, 감 등이 좋다.

◈ **내 성격에 맞는 색깔**

①내성적인 성격 – 원색에 가까운 색상 : 빨간색, 주황색, 노란색

②산만한 성격 – 선명한 색상 사용 : 녹색, 갈색, 보라색

③고집이 센 성격 – 다양한 색상 사용 : 벽, 천장, 바닥 색을 각각 다르게 연출

④예민한 성격 – 녹색, 파란색, 베이지를 기본으로 한 중간색

◆ 컬러테라피 인테리어

① 거실 - 분홍색+녹색 / 파란색+노란색

② 침실 - 파란색+노란색/아이보리+녹색

③ 주방 - 식욕을 촉진시켜 주는 주황색

④ 거실 - 피곤한 몸과 마음을 차분하게 해주는 녹색

⑤ 공부방 - 집중력을 높여주는 파란색

⑥ 침실 - 편안함과 안정감을 주는 분홍색

⑦ 욕실 - 우울하고 초조한 기분을 완화시켜 주는 노란색

◆ 컬러푸드

〈빨강〉: 토마토, 고추, 수박, 대추

피를 맑게 하고 심장을 강하게 하는 효과

고혈압과 동맥경화 예방, 40대 이후 섭취 권장

토마토의 라이코펜은 항암효과

〈보라〉: 포도, 가지

포도껍질의 플라보노이드는 심장병과 동맥경화 예방

가지의 보라색 색소는 지방질을 잘 흡수

혈중 콜레스테롤 상승 억제 및 항암효과

〈녹색〉: 브로콜리, 양배추

양배추에는 비타민B1,2가 많고, 브로콜리는 항암효과

〈노랑〉: 자몽, 당근, 단호박

자몽은 혈당을 낮춰 인슐린 분비를 원활히 함

당근과 단호박의 노란색은 항암효과, 노화 늦춤

베타카로틴이 많아 몸속 비타민 보충

◆ **컬러를 이용한 다이어트**

빨간색, 분홍색, 노란색, 주황색, 흰색 – 식욕을 돋우는 색

녹색, 보라, 검정 – 식욕을 떨어뜨려 다이어트에 도움

4. 관절운동

1) 관절운동의 효과

첫째, 관절 부위(12관절, 목, 허리)를 자극하는 운동으로 뼈, 힘줄, 근육, 신경조직을 강하게 한다. 꾸준히 부드러운 동작으로 관절 부위를 자극하면서 서서히 관절부위의 신경조직과 뼈에 혈액을 공급하고 산소를 제공하여 활력을 주게 됨으로써 이러한 결과를 얻게 된다. 12관절 부위의 기혈이 순조롭게 유통되는 것은 자연계에서 일 년 열두 달의 날씨가 무난하여 동식물이 살아가는 데 편안한 환경을 얻는 것과 동일하다. 뼈는 우리 몸을 지탱해 주고 심장, 뇌 등 중요 장기를 보호하는 역할을 한다. 또한 근육의 수축과 이완운동을 돕고 콜라겐, 칼슘, 인 등 무기질을 저장한다. 뼈 속에 위치한 골수는 적혈구, 백혈구, 혈소판 같은 혈액세포를 만드는 작용을 한다. 적혈구에서 헤모글로빈은 산소를 운반하고 이산화탄소를 체내에서 배출시키는 역할을 한다. 백혈구는 면역기능을 담당하며 감염으로부터 신체를 보호한다.

둘째, 심장의 부담을 줄이는 방식으로 운동하여 심장을 튼튼하게 하며, 정신精神을 안정시키고 강하게 한다. 잠자기 전과 잠에서 깨어날 때 실시하여 수면을 통해 음양오행의 이치대로 심신을 조화롭게 유도한다. 『황제내경』에 따르면 기혈氣血이 조화롭고 영위營衛의 운행이 원활하며, 오장五臟이 모두 형성된 후 (생명활동을 유지시켜 주는) 신기神氣가 심心에 저장된다고 하였다.

셋째, 관절운동은 연속적인 동작으로 이루어지며, 순서는 기혈작용의 순환과 일치하여 혈액순환을 촉진시키고 오장육부로 기혈을 유도하여 오장육부의 상태를 개선시킨다.(營氣 활성화) 혈액은 우리 몸 곳곳에 산소를 운반하며 필요한 영양분을 보충해 주며 노폐물을 제거한다. 혈액순환이 잘 되어야 세포가 건강하고 혈액순환이 잘 되지 못하면 질병이 생긴다.

넷째, 관절운동을 오랜 기간 수련하면 신경조직을 활성화시키고, 굳은 경맥을 소통시키며, 어혈을 풀고, 활성산소나 염증을 제거할 수 있다.

다섯째, 부상의 방지, 외상 후 스트레스 및 재활 치료에도 탁월한 효과가 있다.

여섯째, 관절운동을 하는 것은 간접적으로 근육을 움직이는 것이기 때문에 체온을 높이는 효과가 생긴다. 근육은 관절 고정, 자세 유지, 운동 그리고 열 발생 등의 기능을 수행하기 때문이다.

2) 관절운동의 특징

첫째, 관절운동은 누구나 손쉽게 어떤 장소에서도 할 수 있다.(부분운동)

둘째, 90세까지 꾸준히 지속적으로 이어나갈 수 있는 운동법이다. 보통 어떤 운동을 하고 있다고 하더라도 80대 후반부가 되면 선천적인 기력이 쇠하여 신체가 경직되고 사지가 뻣뻣해져 운동효과를 보지 못하게 되면 의욕이 감퇴되어 자연히 신체활동이 둔해지며 점점 움직임이 줄어들고 하던 운동을 포기하게 되는 경우가 생긴다.

셋째, 관절운동은 모든 운동에서 준비운동과 보조운동으로 필요하며 아울러 정리운동 또는 마무리운동으로서도 적합하다. 운동선수나 노동자의 경우 준비운동과 마무리운동이 현저히 부족하여 근육의 손상이나 부상이 초래된다.

넷째, 관절운동은 명상과 호흡수련이 병행되어야 하며, 반드시 숙면을 취해야 더욱 효과를 거둘 수 있다.

다섯째, 관절운동의 방법은 음양오행의 원리를 적용하여 진기(오운육기의 조합과 위기衛氣, 영기營氣를 포함하는 기의 시스템)를 도인한다.

여섯째, 관절운동은 숙면, 바른 호흡, 명상, 적절한 음식 섭취를 통하여 천지天地 운행에 상응하고, 음양陰陽 동정動靜과 오행五行의 변화 원리에 맞춰서 한다.

일곱째, 관절운동의 수련을 무술, 스포츠 등 많은 분야에 적용하여 신체활동의 능력을 강화시킬 수 있다.

여덟째. 관절운동은 목기(바람의 기운), 화기(불의 기운), 수기(물의 기운)을 기르는 운동이다. 즉 위기와 영기를 강화시킬 수 있다.

아홉째, 수면을 돕기 위한 운동이며, 숙면을 통해 효과를 극대화시킨다. 즉 숙면 시 생체리듬(음양오행의 흐름)이 가장 정교하고 조화롭게 진행되어 이상적이기 때문이다.

3) 관절운동의 원리

인간은 기쁨과 행복을 얻기 위한 본능적 욕구에 의해 진선미를 추구하는 노력을 한다. 그리고 이러한 과정에서 여섯 가지

감각기관(안이비설신의)을 통하여 만족감을 얻고자 한다. 이 중 특정 감각기관에 의존하여 결착된 욕망이 생기면 인간이 이것에 구속되는 환경에 빠지게 되는 경우가 생긴다. 즉 이러한 욕구 충족을 위한 여러 가지 취미활동이나 체험에 매몰되어 신체적으로나 정신적으로 무리하게 되는 경우가 생기는 것이다.

또한 올바르지 못한 식습관과 끊임없는 경쟁이 부르는 과중한 업무로 인해 야기되는 육체적 피로와 여러 가지 스트레스로 인한 정신적 손상을 입는 결과가 발생하기도 한다.

활동적인 상태에서의 양기의 활동으로 생긴 노폐물과 활성산소, 염증 등이 적절한 수면과 휴식을 통해 온전히 제거되지 못하고 누적된 심신의 피로 상태가 지속되게 되면 음양 동정 변화의 조화와 밸런스가 깨져 여러 가지 장애가 뒤따르게 된다.

대우주인 만물은 발생, 성장, 장양, 화성, 수렴, 퇴장의 과정을 거치면서 운행된다.

소우주인 인간은 이러한 변화에 감응하여 기의 순환과정이 이루어진다. 기혈작용이 활발하게 이루어진 후에는 원래의 상태로 돌아가야 한다. 즉 신경조직의 명령이나 근육장력의 해제를 해야 하는데 이 과정이 잘 이루어지지 않을 수 있다. 중첩된 신경조직의 명령이나 근육의 수축은 신체의 경직상태를 만들게 되고 이는 신체의 노화의 원인이 된다. 더욱이 감정이 조화롭지 못한 상태에서 혈기방장한 기의 남용은 신체를 망치게 된다. 특정 부위를 무리하게 사용하는 운동이 장기간 지속되면 특정 부위의 염증과 더불어 신경조직이 파괴되어 성주괴공成注壞空의 악순환이 일어난다.

관절운동은 잠자리에서 일어날 때 서서히 단계적 동작을 통해 심장의 부담을 줄이고 신기神氣를 기르고 안정시키며 영위營衛의 운행과 성질을 역행하지 않는 방법으로 해야 한다.

오행의 원리를 적용하여 12관절을 기혈의 순행방향과 일치되게 운동한다.

우선적으로 기혈의 흐름이 미약하거나 정체되기 쉬운 관절 부위의 자극 운동은 뼈에 혈액공급을 원활히 하여 뼈대를 강하게 하고 혈행을 촉진시켜 혈관을 튼튼하게 한다.

관절운동의 순서는 다음과 같다.

수장부(손과 팔부분)는 손가락운동, 손목관절운동, 팔꿈치관절운동, 어깨관절운동으로 이어진다. 다리부분은 발목관절운동, 무릎관절운동, 고관절운동 순서로 연결된다.

이러한 순서는 오수혈의 기의 순환에 일치되며, 삼음 삼양의 기가 오장으로 흘러들어가는 특성과 효과로 오장육부가 튼튼해지며, 전신 경락시스템에 기의 흐름을 활발하게 한다.

오수혈이란 오행五行의 속성을 가지는 5개의 혈을 말한다. 오수혈은 12경맥에 각각 5개씩 총 60개의 혈자리로 구성되며, 손발의 끝에서 팔꿈치 또는 무릎의 아래쪽에 있다. 또 오수혈은 기의 흐름을 샘에서 물이 솟아나와 흘러가면서 변화되는 형태에 비유하여 정井·형滎·수輸·경經·합合의 혈로 불린다. 따라서 혈의 위치가 정井혈은 손끝과 발끝에 있고, 다음은 형·수·경·합혈의 순으로 자리하고 있다. 합合혈은 거의 팔꿈치 또는 무릎 부위에 있다.

정井 – 기혈이 처음 샘물처럼 솟는 곳

형滎 – 실개천 또는 도랑의 뜻. 기혈이 조금씩 모여들어 흐르는 곳

수輸 – 기혈이 점차 크게 흘러가는 곳

경經 – 기혈이 강물처럼 왕성하게 통과하는 곳

합合 – 강물이 바다로 흘러 들어가듯이 기혈이 깊게 흘러 오장육부로 들어가는 곳

4) 진기도인 관절운동의 방법

기본동작

1. 잠자리에서 일어나기 전 누운 상태에서 우선 손가락과 발가락을 엄지부터 하나씩 구부렸다 펴는 동작을 12회씩 실시한다(12회×5=60회). 이어서 손가락과 발가락을 좌우로 회전시키는 동작을 한다.

누운 상태에서 손목과 발목(지면에 있는 상태) 부분을 위로 살짝 올려 좌우로 60회 흔들어 준다.

20회는 바람이 부는 듯한 느낌(바람의 기운, 목기, 봄의 기운)으로 부드럽게 하고, 20회는 불의 기운(여름의 기운, 화기)처럼 맹렬하게 하며, 마지막 20회는 물결의 흐름(수기, 겨울의 기운)처럼 탄력을 받게 동작함으로써 천지의 운행과 사시四時의 변화에 순응하는 생체리듬에 맞춰 동작을 취한다.

좌우로 동작이 끝나면 상하로 동작, 좌우로 손목회전운동을 한다.

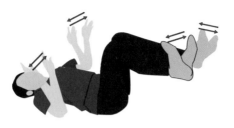

누운 자세로 손목발목 흔들기 (좌우, 상하, 회전)

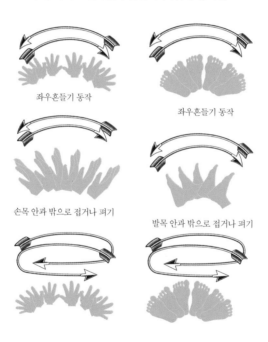

좌우흔들기 동작

좌우흔들기 동작

손목 안과 밖으로 접거나 펴기

발목 안과 밖으로 접거나 펴기

  2. 누운 상태에서 손과 발을 위로 향하게 하여 손목관절과 발목관절을, 이어서 팔꿈치관절과 무릎관절의 좌우 상하 회전의 순서대로 동일한 요령으로 60회 씩 한다.

3. 어깨 부분 관절을 동일한 방식으로 운동한다. 이어서 고관절 부위의 관절운동을 실시한다.

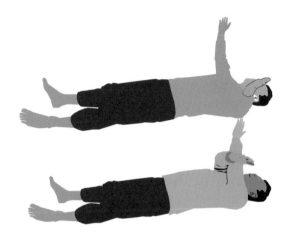

어깨관절 좌우로 흔들기 동작

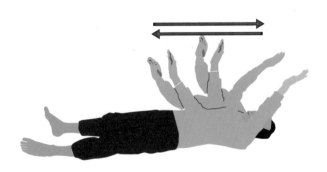

어깨관절운동 (상하로 흔들기)

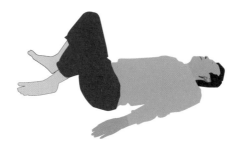

고관절운동 준비자세

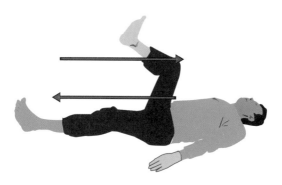

고관절 앞뒤로 흔들기 동작(좌우고관절 교대 동작)

4. 엎드려서 관절운동을 하는 동작이다. 관절운동은 좌우로 흔들고 또 상하로 흔드는 동작을 취하게 된다. 엎드려서 하는 관절운동은, 일단계 동작은 손목과 발목관절을 좌우, 상하로 흔들고 좌우로 회전 운동을 한다. 이단계인 다음 동작은 발꿈치 동작을 하기 어려워서 어깨관절과 무릎관절을 좌우로 흔들고 위로 어깨를 들어올리는 동작과 더불어 무릎관절을 상하로 흔드는 동작을 취한다. 삼단계 동작은 어깨관절과 무릎관절을 좌우로 흔드는 동작을 취한다.(어깨관절을 움직여 등 뒤로 교차되게 하고 이어서 상하로 흔들고 회전시킨다. 종아리는 좌우로 교차시키고 상하로 흔들고 회전시킨다.)

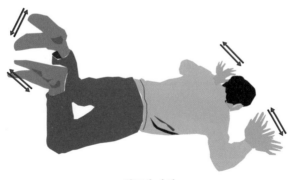

엎드려 자세
손목과 발목 좌우, 상하, 회전

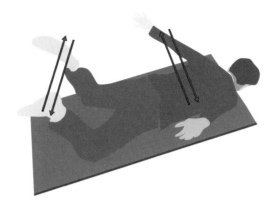

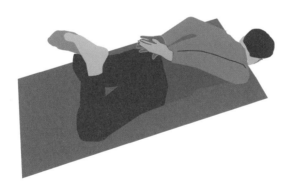

5. 무릎을 꿇고 손바닥을 바닥에 대고 무릎관절과 고관절 운동을 동일한 방식으로, 좌우로 흔들기와 상하로 좌우회전운동 동작을 취한다.

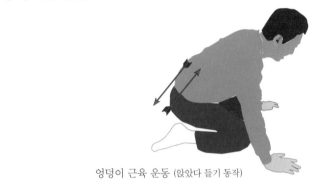

엉덩이 근육 운동 (앉았다 들기 동작)

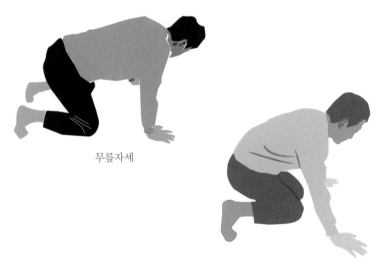

무릎자세

종아리와 엉덩이 근육 자극 운동 (앉기)

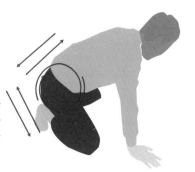

앞무릎 벌려서 엉덩이 근육을 좌우, 앞뒤, 회전 운동을 하면서 엉덩이 근육을 강화

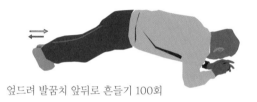

엎드려 발꿈치 앞뒤로 흔들기 100회

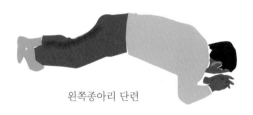

왼쪽종아리 단련

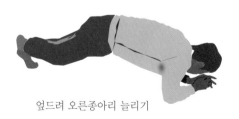

엎드려 오른종아리 늘리기

6. 누운 상태에서 무릎을 세우고 윗몸을 일으키면서 두 손을 무릎 쪽으로 가져가는 동작을 100회 실시한다, 이어서 두 손을 깍지 끼고 머리 뒤쪽으로 하여 양쪽 무릎으로 교차시키면서 트위스트 동작을 100회 실시한다.

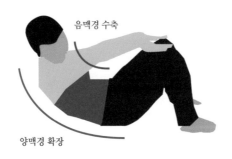

음맥경 수축

양맥경 확장

윗몸일으키기 동작 (100회)

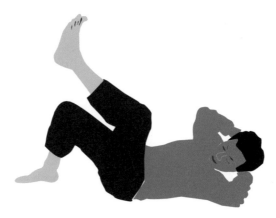

트위스트 (왼무릎 오른발꿈치)

7. 이어서 두 다리를 뻗어 양쪽 발목을 안팎으로 구부리거나 펴는 굴신 동작을 60회 부드럽고 유연하게 한다.

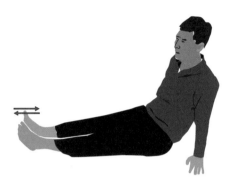

장근술 전동작 (발목을 안으로 접고 바깥으로 풀기 동작)

8. 다음으로 장근술을 60회 실시한다. 이어서 좌측으로 왼다리를 뻗고 오른다리를 안으로 접은 상태에서 왼쪽 발가락쪽으로 왼손을 힘껏 뻗는 동작을 60회, 오른쪽으로 60회 실시한다. 다음 동작은 좌측으로 왼다리를 뻗고 오른다리를 바깥으로 접은 상태에서 좌우로 동일하게 60회 실시한다. 이어서 쟁기자세를 취한다.

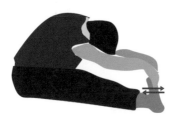

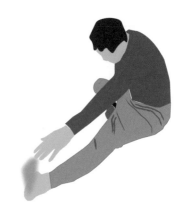

장근술(발등을 안쪽으로 구부리면서 손
으로 감싸고 발등을 바깥으로 풀면서 손
을 위로 들어올린다. 이때 감싸는 동작
은 힘을 주고 푸는 동작은 힘을 뺀다.)

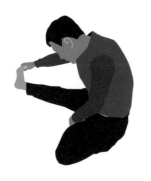

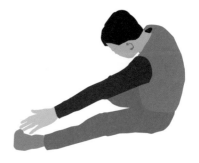

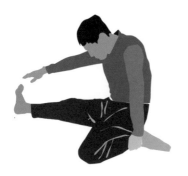

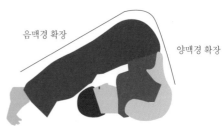

음맥경 확장

양맥경 확장

쟁기자세(음양순환) 수승화강의 기운

응용동작

응용동작은 서서 하기, 앉아서 하기 등이 있는데, 12관절 및 전신의 앞과 뒤의 근육이나 힘줄 및 인대를 팽창(긴장), 수축 (이완), 회전의 자세로 실시한다.

응용동작은 개인의 사정에 따라 혈액순환 및 림프의 활동을 돕는 요가동작이나 스트레칭 자세에서 도움이 되는 운동을 한 다. 관절운동은 수축, 팽창, 회전의 동작으로 음양의 동정을 도 인하는 원리를 가지고 있다.

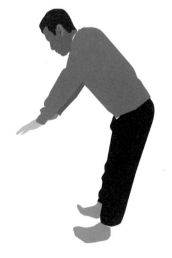

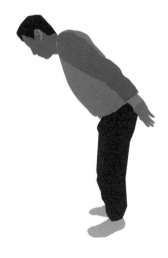

발뒷꿈치로 서기   앞꿈치로 서기

5. 명상수련

1) 건강과 명상

현대인은 치열한 경쟁과 산업사회가 꽃피워 놓은 화려한 문명의 부작용으로, 물질적 풍요 속에서 정신적 스트레스를 겪으며 건강상으로 위협받고 있다.

스트레스라고 하면 여러 감정을 총괄적으로 말하는데 한의학적 관점에서는 칠정으로 설명하고 있다. 칠정이 인체에 미치는 영향을 간단히 설명하면 다음과 같다.

희喜는 심장과 연관이 있다.

심장이 튼튼하면 웃길 좋아하며 기뻐한다. 하지만 갑자기 많이 기뻐하는 것은 양기를 손상시킬 수가 있다.

노怒는 간장과 연관이 있다.

기혈氣血 순환이 좋지 않으면 가슴이 답답하여 노하기를 잘

하고, 심지어 간장병에 갑자기 노하면 음陰이 상하여 기절하는 수도 있다. 또한 노여움이 극심하면 피를 토하거나 설사를 하는 수도 있다. 일곱 가지 감정 중에 노여움이 제일 중하니 오장이 전부 영향을 받는다.

우憂는 폐장과 연관이 있다.

근심하면 기氣가 침체되어 혈액순환이 안 되고 대소변이 불통하는 경우가 있다.

사思는 위장과 연관이 있다.

사즉기결思卽氣結, 즉 생각과 염려가 많으면 혈액순환이 안 되고 기가 뭉쳐서 위에 소화장애가 온다. 그래서 신경성 소화불량 같은 게 생긴다.

비悲는 폐장과 연관이 있다.

폐장이 허약하면 슬퍼지고, 슬퍼하면 근심하게 된다. 비즉기소悲卽氣消라 하여 슬픔이 지나치면 정신을 잃고 혼절하는 수가 있다.

경驚은 심장과 담에 연관이 있다.

경은 심장과 담이 허약하여 자기도 모르는 사이에 사물을 보고 잘 놀란다. 혈액순환이 정상적으로 안 되므로 잘 놀라는 것이다.

공恐은 신장과 연관이 있다.

신장이 허약하거나 위에 열이 있으면 신기腎氣가 미약해져서 놀라기를 잘한다. 간장과 담낭이 허약하면 용감하지 못하다.

이처럼 건강에 미치는 감정들은 어떻게 형성되는 것일까?

감정은 내장된 것이 아니라 더 기초적인 부분들을 바탕으로 구성된 것이다. 감정은 보편적인 것이 아니라 문화에 따라 다르다. 감정은 촉발되는 것이 아니라 각자가 만들어 내는 것이다.

감정은 개인의 신체 특성 환경과 긴밀한 관계를 맺으며 발달하는 유연한 뇌신경 회로 환경에 해당하는 당신의 문화와 양육 조건의 조합을 통해 출현한다. 감정은 사람들 사이의 합의의 산물이다.

주어진 환경에 대하여 적절한 반응을 하도록 진화된 신경회로 시스템이다.

감정에 의해서 어떤 자극에 주의(attention)를 줄지, 무엇을 학습하고 기억할지 결정되며, 즉 감정은 주의를 이끌고, 주의는 학습과 기억을 이끈다. 그래서 교육신경과학계에서는 감정을 '학습을 위한 온-오프 스위치'에 비유하기도 한다. '감정'은 어원학적으로 '움직임 또는 충동' 또는 '무언가로 나를 움직이게 하는 것'이다. 감정은 행동하도록 유도하는 주관적인 경험이다. 감정은 정확한 논리보다는 세상에 대한 우리의 관점에 기초해 나타난다. 아주 간단히 말해서, 우리가 이롭다고 받아들이는 무언가는 기쁜 감정을 불러일으킨다. 반대의 경우도 마찬가지다.

인간의 많은 행동은 감정에 기반한다. 감정은 우리가 내리는 결정에 큰 영향을 미친다.

의식은 오감이라는 안테나를 활용하여 다양한 외부 환경의 지식을 수용하여 취사선택한다. 의식이 반복되어 습관과 무의식이 된다.

프로이드가 말한 의식과 무의식 중간에 전의식도 있는데, 전의식은 가만히 생각하거나 집중하면 떠오르는 기억 등을 말한다.

명상 수련을 통해 오감(시각, 청각, 미각, 후각, 촉각) 작용에 의해 결착되고 집착되어 있는 사고와 감정을 교정하고 조절하는 것이 가능하다.

데카르트는 이성에 의한 연역체계의 구축을 통해 올바른 사고를 할 수 있다고 했다. 베이컨의 4대 우상(종족의 우상, 동굴의 우상, 시장의 우상, 극장의 우상)에 대한 이론도 명상수련에 필요한 인지의 도구라 할 수 있다.

명상수련을 꾸준히 하면 얻어지는 것이 많다.

첫째, 분노와 우울 등 감정을 다스려서 건강한 생체리듬을 가질 수 있다. 욕망과 잡념이 피로를 증가시키고, 자율신경의 긴장이 장기화되면 염증이 발생되기 때문이다.

둘째, 심신의 휴식을 얻어 활력을 얻을 수 있다. 뇌의 피로는 교감신경을 많이 쓴 결과로서 정신적 스트레스를 발생시킨다.

셋째, 종합적이며 심층적으로 사고할 수 있다. 인과의 법칙을 이해하게 된다. 인과의 법칙과 편견없는 경험을 통해 올바른 지식을 얻어야 한다.

넷째, 인생의 목적을 생각하는 사람이 될 수 있다.

다섯째, 자아를 성찰할 수 있다.

여섯째, 긍정적인 사고를 하게 된다.

일곱째, 끈기와 인내를 생기게 한다.

여덟째, 열정과 의지를 갖게 된다.

아홉째, 잘못된 습관(식습관, 생활습관, 사고의 습관)을 고칠 수 있다.

2) 명상수련에 도움이 되는 올바르게 생각하기

1. 주도적인 삶을 살라

　가. 삶은 위대하며 우리의 기억 속에는 환상적인 이야기가 새겨져 있음을 인정한다.

　나. 분명한 목표를 설정하고 추구한다.

　다. 목표를 이루기 위한 선택을 한다.

　라. 필요하면 단호하게 결정하고 잘못 내린 결정은 바로잡는다.

　마. 자신의 한계와 심리적 약점을 파악한다.

　바. 어려움에 부딪혀도 삶을 포기하지 않는다.

　사. 투명하고 솔직한 태도를 고수한다.

　마. 자제력을 발휘한다.

　바. 다른 사람들보다 우선 스스로에게 리더십을 발휘한다.

　사. 올바르게 생각하기의 열두 원리를 모두 실천할 수 있도록 정신을 단련한다.

2. 생각을 감독하라

　가. 정신의 연극무대에서 주연 배우가 되기로, 그러니까 객석을 떠나 삶이라는 연극의 감독이 되기로 결정한다.

나. 자유롭게 생각하되 생각의 노예는 되지 않는다. 우리는 생각의 종이 아니라 주인이다.

다. 생각을 다스린다. 양질의 생각은 키우되 발전을 저해하고 정신을 쇠약하게 만드는 생각은 차단한다.

라. 심리적 장애를 초래하는 생각을 제압한다.

마. 영향력 있는 사람이 되기 위해 자아의 리더십을 행사한다.

바. 부정적인 생각, 두려움, 괴로움, 근심의 수동적 방관자가 되려는 유혹을 뿌리친다.

사. 과거나 미래의 문제에 집착하기를 거부한다.

아. 흔들리는 삶 대신 느긋하고 평온한 정신을 누린다.

3. 감정을 관리하라

가. 감정을 통제하고 지혜로 다스린다.

나. 감정을 느끼되 그 감정에 사로잡히지 않는다.

다. 두려움, 걱정, 슬픔, 충동, 공격성을 누그러뜨린다.

라. 온화함, 평온, 관용을 계발한다.

마. 침착함과 상냥함을 확대한다.

바. 살면서 사랑하는 보람과 기쁨을 확대한다.

사. 심리 장애를 유발하는 감정을 극복한다.

아. 생각없이 반응하게 만드는 감정을 긍정적으로 활용
한다.

자. 실제 나이에 상관없이 정서적으로 젊음을 유지한다.

4. 기억을 보호하라

가. 기억은 인간의 성격의 비밀 보관소다. 우리의 임무는 보
관소 안에 담긴 정보를 유익하게 쓰는 것이다.

나. 기억은 생각의 기술을 넓히는 데 도움이 된다.

다. 기억은 아이디어와 생각이 뿌리를 내리고 번성하는 토
양이다.

라. 감정은 기억 영역을 열고 생각의 사슬을 형성하는 역할
을 한다.

마. 기억에는 우리가 잘 알아두어야 하는 트라우마와 갈등
지대가 있다.

바. 사회적인 노폐물 때문에 기억이 어수선해질 수 있다.

사. 기억에서 상영되는 무의식적 영화는 알맞은 수단을 활
용해 재편집할 수 있다.

아. 적절한 기술을 사용하면 기억을 보호하고 스트레스 요
인을 걸러낼 수 있다.

5. 듣고 대화하는 기술을 개발하라

　가. 마음을 비우고 내가 듣고 싶은 말이 아니라 상대방이 하고 싶은 말에 귀를 기울인다.

　나. 다른 사람의 입장에서 그 사람이 겪는 고통과 그 사람에게 필요한 것을 알아낸다.

　다. 상대방의 마음을 꿰뚫어 보고 공격성, 소심함, 고통, 특이 행동의 원인을 밝혀낸다.

　라. 말로 표현되지 않고 겉모습으로 드러나지 않는 것을 포착한다.

　마. 섬세한 마음으로 상대방이 지금 흘리는 눈물을 존중하고 아직 흘리지 않은 눈물까지도 알아낸다.

6. 자기 대화법을 습득하라

　가. 명료하고 솔직하게 자기와 대화하고 논쟁한다.

　나. 개인적인 삶의 이야기와 재회하게 만든다.

　다. 트라우마, 갈등, 어려움, 두려움을 직접적으로 다룬다.

　라. 목표를 끊임없이 수정하고 삶을 대하는 자세를 끊임없이 재평가한다.

　마. 결정하고 질문하며 스스로의 이야기를 연출한다.

　바. 자신의 가장 좋은 친구가 된다.

사. 생각을 잠잠히 하고 감정을 차분히 가라앉힌다.

7. 아름다움을 음미하라

　가. 사소한 것을 경이롭고 기쁘게 바라보도록 감정을 훈련
　　　하라.

　나. 매일 매 순간의 마법같은 경험이 되게 한다.

　다. 비가 꽃을 촉촉이 적시듯 눈물이 우리의 존재를 적신다
　　　는 사실을 기억하라.

　라. 아름답고 단순하며 눈에 드러나지 않는 주변 세사의 베
　　　일을 벗겨라.

　마. 호수의 정취, 불어오는 산들바람, 꽃의 향기, 바람이라
　　　는 관현악에 맞춰 나뭇잎을 포착하라.

　바. 눈에 보이는 것과 귀에 들리는 것의 이면을 보라.

　사. 마음의 눈을 보라.

　아. 돈과 상관없이 부유해지는 법, 특별한 이유없이 행복을
　　　느끼는 법을 익혀라.

　자. 책임 때문에 어깨가 무거워도 평화롭게 살라.

　차. 삶에서 낭만과 시를 찾아내라.

　카. 자녀들을 안아주고 나이든 사람들에게는 존경을 표하
　　　며 친구들과는 유쾌한 대화를 나누라.

타. 미술과 음악과 문학을 자극제로 삼아 정신과 영혼에 잠
재된 창의력을 발산하라.

8. 창의력을 발산하라

가. 자신의 특별함을 발견하고 그 길을 걷는다.

나. 정해진 계획표의 제약에서 벗어나 살아간다.

다. 틀에 박힌 일과를 이겨내고 권태라는 사막의 오아시스
를 만들 줄 안다.

라. 지성의 창문을 열어 새로운 것을 발견한다.

마. 기꺼이 새로운 가능성을 꿈꾼다.

바. 감정을 표출하고 설레는 마음으로 자신의 잠재력을 기
대한다.

사. 주변 사람을 긍정적인 방식으로 놀라게 한다.

아. 사랑하는 사람들의 세계에 들어가 그들의 꿈과 기쁨과
두려움을 파악한다.

자. 전율, 기대, 제약에 억눌리지 않은 정신으로 살아간다.

차. 삶을 위대한 모험으로 바꾼다.

9. 수면으로 활력을 회복하라

가. 전날 소진된 신체적, 심리적 에너지를 잠으로 회복하라.

나. 금세 잠들며 깨지 않고 푹 잔다.

다. 깊이, 기분좋게 잔다.(열정, 잠재력, 신체적, 정신적 휴식)

라. 악몽이나 고단한 꿈에 시달리지 않는다.

마. 아무런 문제나 갈등없이 선뜻 잠자리에 눕는다.

바. 잠에서 깨면 개운하고 의욕이 넘치며, 스트레스와 어려움에 맞설 준비가 되었다는 기분이 든다.

사. 잠을 충분히 잔 덕분에 차분해져 정신이 말짱하고 지적인 업무에 집중할 수 있다.

아. 잠을 잔 덕분에 차분하져 명료한 정신으로 결정을 내릴 수 있다.

10. 진취적인 태도로 살아가라

가. 기회가 나타날 때까지 마냥 기다리지 않고 그 기회를 만든다.

나. 꿈을 크게 꾸고 목표를 설정한다.

다. 사고력을 확장하고 감수성을 활용하며 용기를 계발해 자신이 가장 사랑하고 귀중히 여기고 필요로 하는 것을 파악한다.

라. 나침판이 없어도 미지의 장소를 걷기를 두려워하지 않는다.

마. 실패를 성공의 기둥으로, 약점을 지혜의 자양분으로 활용할 줄 안다.

바. 삶에 믿음을 갖고 결코 포기하지 않는다.

사. 필요하면 몇 번이든 다시 시작할 줄 안다.

아. 운명은 당연한 것이 아니라 선택의 문제점을 늘 기억한다.

11. 실존적으로 사고하라

가. 삶이란 위대한 답을 구하는 위대한 질문임을 안다.

나. 납득할 만한 삶의 의미와 이유를 찾는다.

다. 종교나 문화에 관계없이 삶의 신비와 존재의 창조자가 숨겨둔 비밀을 알아내려 노력한다.

라. 과학이 대답할 수 없는 것, 즉 우리는 누구인가, 우리는 어디로 가고 있는가의 답을 찾아 나선다.

마. 존재는 일시적인 것임을 안다.

바. 폐허에서 희망을, 고난 속에서 위로를, 상실의 시간에 용기를, 혼란 속에서 지혜를 찾아낸다.

사. 과거나 미래의 문제에 집착하기를 거부한다.

아. 흔들리는 삶 대신 느긋하고 평온한 정신을 누린다.

3) 명상수련의 방법

명상은 다음과 같은 요령으로 하면 된다.

첫째, 간편한 복장으로 한다.

둘째, 조용한 곳에서 시작한다.

셋째, 편안한 자세로 시작한다. 누워 있거나, 정좌를 하거나, 의자에 앉거나, 걷는 자세에서도 할 수 있다.

넷째, 눈을 반개하여 외부와의 자극이나 변화에 영향을 받지 않도록 한다.

다섯째, 호흡은 자연스런 리듬으로 들숨과 날숨을 편안하게 하여 안정된 호흡을 하는 것이 중요하다.

여섯째, 일어나는 생각을 막거나 차단하지 말고 조금씩 정리해서 합리적이고 올바르게 사고할 수 있도록 변화시켜 나간다.

일곱째, 어릴 적 억울하거나 억압받은 순간을 떠올리면서 편견이나 잘못된 습관과 습성을 찾아본다.

여덟째, 하루의 일과 중 잘못된 행동이나 습관, 감정들을 정리해 나간다.

아홉째, 새롭게 실천해 나아갈 인생의 목표나 전환점을 찾아본다.

6. 호흡수련

1) 호흡수련의 방법

예부터 내려오는 호흡수련의 방법 중 참고할 만한 내용을 소개한다.

팔자결八字訣

悠 유연하게	靜 조용하게
緩 천천히	綿 가볍고 부드럽게
細 가늘게	深 깊은 심호흡
均 고르게	長 길게

사구법四句法

無聲 호흡의 소리가 나지 않아야 한다.

不粗 조잡해서는 안 된다.

不涉 정지하거나 중간 중간 끊어지는 호흡은 불가하다.

不滑 원활하지 못한 호흡은 불가하다.

다음은 현대 의학이 말하는 호흡에 대한 내용이다.

호흡은 신체를 건강하게 유지하는 가장 직접적인 활동이며, 올바른 호흡은 질병 예방·증상 조절 역할을 해 건강수명을 늘려준다.

호흡은 산소를 통해 영양소를 분해하여 에너지를 얻는 과정이다. 이러한 과정에 이산화탄소와 물이 부산물이 되고 에너지ATP가 발생된다.

횡격막을 상하로 교호 운동시키는 물리적 작용으로서 심혈관과 근골격계의 운동에 관여한다. 몸과 마음을 조절하는 신체적·정신적 작용을 하며, 심신을 이완하고 기혈의 소통을 원활히 한다. 질병에 대한 면역력을 높이고 집중력을 기르게 한다.

식사는 하루 세 번, 수면은 하루에 6~8시간이시만 호흡은 24시간 내내 끊임없이 이뤄진다. 하루에 호흡으로 마시는 공기의 양은 약 8000L 이상으로 3만 번 정도 숨을 쉰다. 들이마신 호흡은 우리 몸의 혈관을 타고 장기에 산소를 공급해준다. 장기는 산소가 있어야 원활하게 작동한다. 또한 몸 속 세포는 산소가 있어야 영양분을 산화시키면서 에너지를 얻는다. 호흡을 내쉴 때는 폐에서 산소와 교환된 이산화탄소가 배출된다. 이산화탄소는 혈액의 산도(pH)를 조절하고, 호흡 운동을 자극하기 때문에 혈액 속에서 35~45mmHg 수준의 일정 농도를 유지해야 한다. 내쉬는 호흡은 이러한 이산화탄소 농도 조절을 돕는다.

이렇게 호흡은 생명 유지에 필수적이며, 제대로 할수록 산소와 이산화탄소 농도를 잘 유지시켜 신체가 잘 기능하게 한다. 그러나 사람마다 호흡법은 제각각이다. 아무렇게나 호흡하는 게 아니라, 올바른 호흡법으로 호흡해야 장기와 세포가 건강해진다.

2) 호흡의 중요성

① 산소 공급

호흡은 우리 몸의 세포 호흡에 필수적인 산소를 얻는 주요한 매커니즘이다.

산소는 적혈구에 의해 신체의 모든 조직과 기관으로 운반되어 그들의 적절한 기능을 지원한다.

적절한 산소수치는 에너지 생산, 신진대사, 그리고 전반적인 건강을 위해 절대적으로 필요하다.

②폐기물 제거

산소 공급 외에도 호흡은 이산화탄소와 같은 폐가스를 몸에서 제거하는 것을 용이하게 한다. 이산화탄소는 세포대사의 부산물이며 적절한 산-염기 균형을 유지하고 독소의 축적을 막기 위해 몸에서 배출되어야 한다.

③에너지 생산

산소섭취에 의존하는 세포호흡은 세포가 다양한 신체기능에 에너지를 제공하는 아데노신삼인산을 생산하는 과정이다. 산소가 없으면 이 과정이 효율적으로 발생하지 않아 에너지 수준이 감소하고 잠재적인 세포 손상이 발생할 수 있다.

④뇌 기능

뇌는 산소 수준에 매우 민감하며, 산소 공급의 짧은 중단도 심각한 결과를 초래할 수 있다. 산소는 인지기능, 기억력, 집중력, 그리고 주의력을 유지하는 데 필수적이다. 적절한 호흡은 뇌에 산소가 안정적으로 공급되도록 도와준다.

⑤스트레스 감소

심호흡은 신체의 이완반응을 활성화시켜 스트레스와 불안

수준을 감소시켜준다. 심호흡은 부교감 신경계를 자극하여 안정감과 전반적인 안녕감을 촉진한다.

⑥ 폐기능 향상

폐는 호흡에 의해 열을 발산시켜 체온을 조절하고, 호흡을 통한 이산화탄소의 배출로 산과 염기의 평형을 유지하는 역할도 한다.

3) 올바른 호흡법

호흡법에는 크게 흉식과 복식이 있다. 대부분의 성인은 복식호흡이 아닌, 흉식호흡을 한다. 흉식호흡은 숨을 마실 때 가슴(흉부)이 팽창하고, 쇄골부위는 음푹 들어가면서 어깨가 올라가는 호흡법이다. 복식호흡은 숨을 마실 때 폐 밑에 위치한 횡격막을 아래로 밀어내, 상복부만 부풀어오르는 호흡이다.

전문가들이 추천하고, 여러 연구에서 좋다고 알려진 호흡법은 복식호흡이다. 복식호흡은 숨을 깊게 들이마시고 내쉬게 해 몸 곳곳에 산소가 잘 가게 하고, 신체를 이완시켜 고혈압 감소, 체지방 감소, 스트레스 완화, 면역력 강화 등에 도움을 준다. 복식호흡은 횡격막을 이용한 호흡으로, 깊고, 느린 호흡을 하면서 교감 신경계의 긴장을 완화하고, 카테콜아민, 코티

졸과 같은 스트레스 호르몬의 방출을 감소시키고, 부교감 신경계 활동을 촉진시켜 심박동수 저하, 정서 안정, 환경 통제력에 긍정적 효과를 줄 수 있다.

그렇다면 복식호흡은 어떻게 할까? 먼저 숨을 코를 통해 깊고 크게 들이마신다. 입은 되도록 사용하지 않는다. 들이마실 때 가슴과 상복부에 각각 손을 대 보자. 가슴에 댄 손은 움직임이 없고, 상복부에 댄 손만 움직임이 있어야 한다. 들이마실 때 복부를 풍선이 부풀어 오른다는 느낌으로 부풀리고, 내쉴 때 풍선에 바람이 빠져 줄어드는 것처럼 복부를 수축하면 된다.

4) 호흡기능을 향상시키는 효과적인 방법

① 횡격막호흡(배호흡 또는 심호흡)
이 방법은 폐 밑에 있는 돔 모양의 근육인 횡격막을 결합하여 폐 깊숙이 공기를 끌어들이는 것을 포함한다.

횡격막 호흡을 연습하기 위해 한 손은 가슴에 다른 한 손은 복부에 놓는다. 코로 깊세 숨을 들이마시고 공기로 폐를 채울 때 복부가 팽창하도록 한다.

복부 수축을 느끼면서 입으로 천천히 숨을 내쉰다. 이 방법

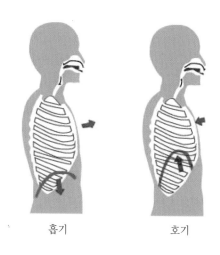

흡기   호기

은 산소교환을 촉진하고 폐활량을 개선하는 데 도움이 된다.

② 입술을 오므리는 호흡

이 기술은 천식 또는 만성 폐쇄성 폐질환과 같은 호흡기 질환
이 있는 사람에게 유용하다. 마치 촛불을 불어 끄듯이 코로 숨
을 들이마시고 입술을 오므려 천천히 숨을 내쉰다. 입술을 오
므리는 호흡은 기도를 더 오래 열고 호흡에 필요한 노력을 줄
이고 더 나은 산소 공급을 촉진하는 데 도움이 됩니다.

 폐기능과 전반적인 호흡건강을 개선하는 데 도움이 되는 호
흡운동

4-7기술: 4를 셀 때 숨을 들이마시고 7을 셀 때 숨을 참고 8을 세면서 숨을 내쉰다. 걷기, 달리기, 수영, 또는 자전거 타기와 같은 유산소 운동은 폐활량을 증가시킨다.

횡격막은 폐와 심장 바로 아래에 있는 갈비뼈로 다음과 같은 역할을 한다.

횡격막의 주요 기능은 호흡 과정을 원활하게 하는 것이다. 숨을 들이 마실 때 횡격막은 수축하고 아래로 이동하여 흉강에 더 많은 공간을 만든다. 이 팽창은 호흡기로 공기를 끌어들이면서 폐도 팽창할 수 있게 한다. 숨을 내쉴 때 횡격막은 이완되고 위로 이동하여 폐를 압박하고 몸에서 이산화탄소를 배출한다.

횡격막은 흉강(심장과 폐를 포함하는)과 복강(간, 위장 등과 같은 장기 수용하는)을 분리시킨다. 이러한 분리는 가슴과 복부의 기관들이 서로 간섭하지 않고 기능할 수 있도록 한다.

호흡에서의 역할 외에도 기침, 재채기, 그리고 출산과 같은 활동에도 관여한다. 기침이나 재채기를 할 때 횡격막은 공기를 배출하고 기도를 맑게 하기 위해 강하게 수축한다. 출산 중에는 분만과정에서 횡격막이 아기를 밀치고 내보내는 데 도움이 된다.

전반적으로 횡격막은 적절한 호흡을 가능하게 하고 다양한 신체기능을 지원하는 근육으로 호흡기 및 생리학적 시스템의 필수적인 부분입니다.

5) 호흡에 관여하는 근육

호흡근(呼吸筋, respiratory muscles, muscles of respiration)은 가슴 안(흉강)의 확장과 수축을 도와 들숨과 날숨에 기여하는 근육들이다. 가로막과 바깥갈비사이근은 평상시에 숨을 들이쉴 때(흡기) 작용하여 가슴 안의 부피를 늘려, 음압을 형성하고 공기가 들어올 수 있게 만든다. 평상시에 숨을 내쉴 때(호기)는 별

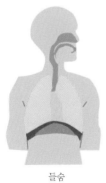
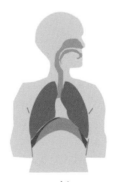

들숨   날숨

복식호흡

다른 호흡근이 작용하지 않으나, 운동 중이거나 일부 병적인 상황에서는 호흡을 보조하는 추가적인 근육들이 작용하여 숨을 내쉬는 것을 돕는다.

이 근육들의 탄력성은 호흡기의 건강과 기능적 능력을 극대화하는 데 매우 중요하다. 호흡근에 분포하는 신경의 이상, 호흡근의 피로, 산소 요구량 증가로 인해 호흡근의 기능이 저하되면 호흡이 힘들어질 수 있다.

호흡에 관여하는 근육으로는 다음과 같은 것들이 있다.

가로막

숨을 들이쉴 때 가로막은 수축하며 아래로 납작해져 가슴 안 공간이 확장된다. 숨을 내쉴 때는 가로막이 도로 이완하며 가슴 안도 다시 좁아진다.

가로막은 호흡을 담당하는 주요 근육으로, 배 안(복강)과 가슴 안을 분리하는 얇은 돔 모양의 근육이다. 가로막에는 가로막신경이 분포한다. 숨을 들이쉬는 동안 가로막은 수축하여 중심은 아래쪽으로, 가장자리는 위쪽으로 움직인다. 가로막이 이렇게 움직이면 배 안을 입박하고 갈비뼈를 위쪽과 바깥쪽으로 올려 흉강을 확장시킨다. 흉강이 팽창되면 허파로 공기가 들어온다. 반대로 가로막이 이완되면 폐의 탄력 반동이 가슴 안을 수축시켜 공기를 폐 밖으로 내보내고 가로막은 도로 돔 모양으로 돌아간다. 가로막은 호흡 이외의 기능에도 관여하는 데, 배 안 내압을 높여 구토물, 대변, 소변을 몸 밖으로 내보내고, 식도가 가로막에 있는 식도구멍을 통과할 때 압력을 가하여 위산 역류를 방지한다.

갈비사이근

가로막과 함께 갈비사이근은 호흡기 근육의 가장 중요한 근육이다. 이 근육들은 갈비뼈 사이에 붙어 있으며 갈비뼈 사이의 간격을 조절하는 데 중요하다. 갈비사이근에는 3개의 층이 있다. 바깥갈비사이근은 호흡에서 가장 중요하다. 이들은 두 갈비뼈 사이에서 비스듬히 아래쪽으로 기울어진 섬유를 가지고 있다. 이 섬유의 수축은 각 갈비뼈를 바로 위의 갈비뼈 쪽으로 끌어올리며, 전체적으로 흉곽을 위로 올려 들숨을 돕는다. 갈비사이근에는 갈비사이신경이 분포한다.

호흡보조근육

목빗근은 그 구조상 수축했을 때 갈비뼈를 들어 올려 들숨에 도움을 준다.

　목갈비근도 목빗근과 비슷하게 보조근육의 역할을 한다.

보조근육들은 호흡을 보조하지만 주요 역할은 하지 않는다. 보조근육에 대한 명확한 목록은 없지만 목빗근과 목갈비근 (앞, 중간, 뒤)은 일반적으로 수축 시 갈비뼈를 들어 올리는 데 도움이 되기 때문에 보조근육에 들어간다. 보조근육이 호흡에 관여하는 정도는 호흡 노력의 정도에 달려 있다. 조용한 호흡 동안 목갈비근은 지속적으로 활동적인 반면 목빗근은 활동적 이지 않다. 호흡량이 증가하면 목빗근도 활성화된다. 최대 유속으로 숨을 들이쉴 때 두 근육이 동시에 활성화된다.

위의 목 근육들 외에도 여러 근육이 호흡에 기여한다. 그 예 시로는 앞톱니근, 큰가슴근, 작은가슴근, 등세모근, 넓은등근, 엉덩갈비근, 위뒤톱니근, 아래뒤톱니근, 갈비올림근, 가로가 슴근 등이 있다. 큰가슴근, 작은가슴근, 등세모근과 같은 어깨 와 목, 가슴 위쪽의 근육들은 가슴우리를 들어 올려 더 많은 공기가 들어올 수 있게 하므로 주로 흡기의 보조근육이다. 가 령 작은가슴근은 셋째, 넷째, 다섯째 갈비뼈를 위로 들어 올려 흡기를 보조한다.

호기(呼氣; 내쉬는 숨)의 근육
강제 호기 시에는 복근이 수축하여 숨을 강하게 내쉴 수 있도록 만든다.

평상시에 조용히 호흡하는 동안에는 호기와 관련된 근육 수축은 거의 또는 전혀 없다. 이 과정은 단순히 가로막이 이완하고, 폐의 탄력 반동에 의해 폐의 부피가 감소하면서 일어난다. 강제적인 호기가 필요하거나 폐기종과 같이 폐의 탄력이 감소한 경우 배벽 근육(배곧은근, 배가로근, 배바깥빗근, 배속빗근)의 수축에 의해 능동적 호기가 일어날 수 있다. 이들은 수축하면 배의 장기를 가로막 쪽(위쪽)으로 눌러 가슴 안의 부피를 줄인다.

속갈비사이근은 갈비뼈에서 갈비뼈까지 아래쪽으로 비스듬히 뒤쪽으로 기울어져 섬유로 이루어져 있다.

속갈비사이근의 섬유는 비스듬히 주행하지만 똑같이 비스듬히 주행하는 바깥갈비사이근 섬유의 방향과는 반대 방향이다. 속갈비사이근은 갈비뼈의 고랑에서 일어나 바깥갈비사이근과 수직 방향으로 달려 아래쪽 갈비뼈의 윗면에 닿는다. 이런 근육 섬유의 배열 방향은 속갈비사이근이 수축 시 날숨을 돕게 한다.

속갈비사이근은 대부분 날숨 근육으로 작용한다. 숨을 내쉴 때 속갈비사이근의 뼈 사이 부분(위쪽 갈비뼈와 아래쪽 갈비뼈의 뼈 부분 사이에 있는 속갈비사이근의 일부)은 갈비뼈를 내리고 뒤로 들여 가슴 안을 압축하고 공기를 배출시킨다. 그러나 속갈비사이근은 기침과 같은 강제 날숨 또는 운동 중에만 작용하며 평상시의 안정된 호흡에서는 작용하지 않는다. 바깥갈비사이근과 속갈비사이근의 갈비연골사이부분(위쪽과 아래쪽 갈비연골 사이에 있는 속갈비사이근의 일부)은 갈비뼈를 들어 올리고 가슴 안을 넓히는 것을 보조하여 들숨 시에 작용한다.

운동 중이거나 강제 호기 중일 때는 이런 호기 근육들이 작용한다. 기침을 할 때, 노래를 부를 때와 같은 일부 일상적인 동작을 할 때도 호기 근육이 필수적이다.

6) 호흡근의 활성화를 위한 경혈 자극

① 얼굴 부분을 자극

얼굴은 수많은 신경이 집중되어 있고, 몸에서 감각이 가장 예민하고 복잡하며 섬세하게 움직이는 곳이다. 안륜근, 소협골근, 개협골근, 교근 등 무려 30종류가 넘는 다양한 근육이 집중되어 감각신경과 운동신경이 지난다.

② 목빗근 마사지

귀와 쇄골 사이에 길게 뻗어 있는 근육이다. 위치상 목과 어깨에 모두 가까이 닿아 있어 스트레스에 약하고 뭉치기 쉽다.

③ 사각근 마사지

림프순환이 되어 노폐물 제거에도 도움이 된다.

④ 후두하근 마사지

머리와 목, 어깨를 연결해 주기 때문에 후두하근이 뭉치면 주변 신경이 눌려 두통이 발생하기 쉽다.

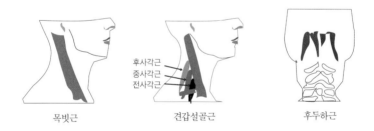

목빗근   견갑설골근   후두하근

⑤ 기경 팔혈 경혈 마사지

신맥혈 – 족태양방광경, 양교맥의 통혈

조해 – 족소음신경, 음교맥의 통혈

외관 – 삼초경혈이며 삼초낙혈, 음유맥의 통혈

임읍 – 족소양담경혈, 대맥의 통치혈

공손 – 충맥의 통치혈

후계 – 독맥의 통치혈

내관 – 음유맥의 통치혈 연결-임맥의 통치혈

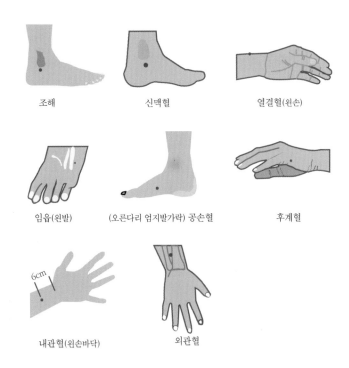

조해　　　　　　　신맥혈　　　　　　열결혈(왼손)

임읍(왼발)　　(오른다리 엄지발가락) 공손혈　　　후계혈

내관혈(왼손바닥)　　　외관혈

7. 수면 호흡

1) 수면의 중요성

분주한 현대인들 중에는 수면 후에 찾아오는 온전한 휴식과 맑은 기분이 가져다주는 기쁨을 갖지 못하는 사람이 많다. 즉 불량한 수면을 갖고 있는 사람이 많다. 우리 모두가 수면 위생에 힘써야 한다.

누구나 한 번쯤 수면 패턴과 수면 부족으로 생활 리듬도 깨지고 의욕이 사라져 하루 일정을 제대로 소화시킬 수 없을 만큼 피곤했던 경험들이 있을 것이다. 잘 자야 하루가 더 생산적이고 즐거울 수 있다는 것은 누구나 잘 알고 있지만 정작 수면 건강의 중요성은 간과하는 듯하다. 이에 그 중요성에 대해 알아보고 건강의 기본 토대로 삼는 데 도움이 되고자 한다.

수면은 신체 활동이 거의 없고, 외부의 세계를 거의 인식하지 못하는 일종의 행동상태이다.

수면은 일차적으로 회복기능(restorative function)을 가지고 있다. 수면의 지속적인 결핍은 인격기능을 약하게 하여, 불쾌한 주관적 경험뿐 아니라, 외모, 언어, 기분, 지각 및 사고에도 변화가 생긴다.

보통 수면을 박탈하면, 중추의 활동저하와 자율신경의 활동항진의 증상들이 나타나게 된다. 먼저 졸리고, 기운이 없어지며, 주의력이 감퇴되고, 안절부절해지거나 무감동해지고, 집중력이 떨어지게 된다. 물체의 형태나 크기, 움직임과 색깔들을 오인하게 되고, 심해지면 착각과 환각을 경험하는 등 지각의 잘못(misperception)이 생긴다. 시간관념의 장애가 나타나서, 초기에는 시간이 천천히 흐르는 것 같이 느끼다가 그 후에는 시간에 대한 착오가 일어나고, 나중에는 지남력 장애(disorientation; 사람, 시간, 장소에 대한 장애)가 온다.

인식장애도 오는데, 심해지면 사고와 언어의 착오가 증가하고, 건망증이 심해지면서, 횡설수설하거나 지리멸렬하게 되며, 이때는 잘못을 인식할 능력도 또 잘못된 것을 바로 잡을 능력도 상실한다. 그리고 자신이나 자신의 신체가 변한 것 같은 소원감을 주관적으로 경험하며, 경우에 따라서는 "머리에 띠를 두르고 있는 것" 같은 느낌도 빈번히 일어난다.

생리적 증상으로는 근육의 긴장이나 맥박, 호흡이 증가하며, 외적 자극에 대한 반응도 떨어진다.

수면은 정보처리기능, 에너지보존의 기능, 면역증강, 체온조절과 향상성 유지, 신경세포의 성숙과 정신건강, 노폐물 관리, 면역체계와 호르몬 작용에 도움이 된다는 연구결과가 있다.

2) 수면 시 사용하는 근육

잠을 자는 동안에는 일반적으로 상기도를 확장시키는 근육의 근긴장도가 낮아져 상기도의 저항이 증가한다. 상기도 저항이 증가하면 기도는 좁아지며, 이산화탄소가 폐에서 잘 빠져나가지 못하고 잔류하게 된다. 숨을 들이쉴 때 걸리는 부하(load)의 증가, 기도 수축, 수축된 기도로 인해 발생하는 난류, 잔류한 이산화탄소로 인한 고이산화탄소혈증으로 인해 들숨과 날숨에 관여하는 근육 모두가 깨어 있을 때보다 더 활성화된다. 이산화탄소에 대해 가장 민감한 호흡근은 복근이며, 덜 민감한 호흡근은 가로막이다.

3) 수면호흡법

수면호흡은 수면 전 하루 일과를 마치고 잠자리에 들기 전에 육체적 리듬이나 정신적, 감정적 밸런스가 무너진 상태에서 경혈자극이나 관절운동을 하여 신체의 음양리듬을 우선 조율한 뒤에 이루어진다.

누운 상태에서 복식호흡을 하기 전에 호흡근을 활성화시키기 위해 코부위에서 복부에 이르는 호흡근과 보조근에 자극이 되는 운동과 손으로 두드리는 방법으로 경혈자극을 준다. (경혈자극에 효과적인 부위는 팔맥교회혈인 기경팔혈이다. 신맥혈은 족태양방광경의 혈이고, 조해는 족소음신경의 혈이고, 외관은 삼초경혈이고, 임읍은 족소담경혈이고, 공손은 충맥의 통치혈이고, 후계는 독맥의 통치혈이고, 내관은 심포경의 별낙혈이다.)

누워서 손가락과 발가락 혹은 발목을 동시에 좌우, 상하, 회전 등으로 가볍고 부드럽게 하면서 헝크러진 심신을 조절한다. 복식호흡을 부드럽고 유연하게 하면서 수면에 든다.

세 끼 식사의 양과 질, 체온조절, 스트레스지수. 활동에 따른 피로감과 운동효과 등 여러 가지 요인들이 양질의 수면상태에서 신체활력을 회복하기 위한 심사에 들어가게 된다.

깊은 수면에 들게 되면 수면상태에서 우리 인체에 깊숙이 저장된 음양오행의 매커니즘에 의해 진기가 도인되고 인체의 이상적인 생체리듬이 활력을 가지게 된다. 수면에서 깨더라도 호흡법을 실시하며, 능숙해지면 수면호흡법을 하는 동안 수면 상태와 같은 회복기능을 가질 수 있다.

수면호흡의 활성화는 수승하강을 통해 임독 양맥의 진기순 환을 유도하여 음양밸런스가 조절된다. 그럼으로써 인체의 기 능들이 더욱 정교해지고 조화로워진다.

4) 수면호흡법의 요령

수면 전에 생체리듬의 음양조화를 잘 조절한다.(관절운동과 경 혈마사지 등)

특히 수승하강의 기혈 흐름이 조화롭지 못한 부분을 잘 파 악하여 수면 시 수승하강의 기혈작용이 원활하게 이루어지도 록 하는 것이 중요하다.

하강하는 기운은 무릎에서 정체되는 경우가 많이 생길 수 있고, 수승하는 기혈은 종아리나 등 뒤 근육이 뭉쳐서 기의 유 통이 순조롭지 못하는 경우가 생긴다. 복식호흡을 하되 들숨 일 때보다 날숨을 길게 한다.

단전 부위로 흡입한 공기를 부드럽고 유연하게 밀어 보내면

경혈마사지

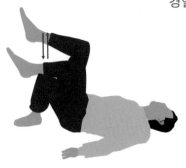

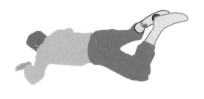

엎드려서 왼쪽뒷발꿈치로 오른쪽발바닥 용천혈 자극
왼쪽발꿈치로 차면서 자극

똑바로 누워서 무릎 위로 종아리근육 내리치면서 마사지

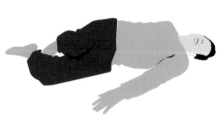

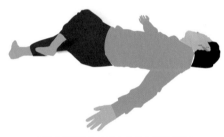

오른발 앞꿈치로 왼쪽 아킬레스건 및 종아리근육 마사지

왼쪽앞발꿈치로 오른쪽 종아리 경혈마사지

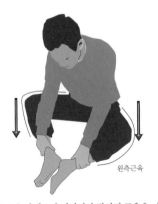

왼측근육

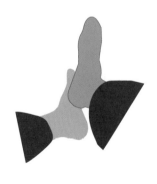

무릎을 아래로 움직이면서 경직된 근육을 이완

오른발 뒷꿈치로 공손혈 마사지(두드리듯 치면서)

단전 부위에서 전신으로 기혈통로가 연결된다. 처음에는 짧게 호흡하고 다음은 길게 호흡하여 음양밸런스가 다소 고르게 되면 다시 약하고 짧은 호흡으로 들어가서 수면상태로 들어간다. 잠에서 깨었는데 수면시간이 6시간 혹은 7시간이 채워지지 않았다면 그 상태에서 수면호흡을 다시 실시한다. 요령은 여러 가지 방식으로 시도하면서 본인이 자기 몸에 맞게 호흡법을 익히는 것이 좋다.

꾸준히 섭생과 관절운동과 호흡법 및 수면관리를 철저히 하면 점차 어혈과 독소, 활성산소나 염증성 물질들이 몸 밖으로 배출되고 뼈, 혈관, 오장, 근육 등이 점차로 좋아진다.

수면호흡을 통해 최대한의 활력을 얻는다. 신체리듬과 정신이 가장 효과적으로 회복되고 장기기억으로 전환되어 잠재적으로 점차 성장 발전하게 된다. 잘못된 잠재의식과 운동신경 등도 차츰 바뀌지게 된다.

■ 걷기호흡법의 요령

걷기호흡은 호흡근의 근력을 더욱 강화시키고 신체와 정신을 업그레이드시키기 위해 실시한다. 처음에는 평지를 걸으며 스텝을 밟으면서 들숨과 날숨을 자연스럽게 호흡한다. 스텝보다는 호흡에 집중하면서 근육활동과 더불어 조화롭게 숨쉬는 리듬을 저절로 몸속 깊이 각인시킨다. 순조롭게 되면 언덕이 있는 뒷산을 이용하여 훈련한다. 이것이 익숙해지면 가볍게 러닝하면서 한다.

깊은 호흡과 함께, 순식간에 인체의 능력을 상승시킬 수 있는 정신과 육체로 전환하는 바람직하고 활달한 호흡이 이루어진다. 누워서 하는 호흡이나 앉아서 하는 호흡법보다 더욱 쉽게 접근하여 효과를 볼 수 있는 수련법이다. 호흡법의 요체는 각자 수련하는 과정을 통해 의식적인 것보다 심득으로 저절로 얻는 과정이 중요하다. 호흡이 점점 자연스럽게 무의식적으로 깊은 호흡이 이루어지면, 호흡하는 순간 호흡의 길이 단전으로 이어지고 단전에서 사지백해로 기혈이 유통되는 회로가 작동하게 된다. 수화풍의 기운이 음식, 12관절운동, 호흡 등을 통해 강성해지면 막혔던 혈맥이 뚫리게 된다.

특별한 이론이나 원칙을 안다고 해서 이득이 있는 것이 아니다. 실전수련을 통해 몸이 기억하고 내재화되어 가는 과정에서의 체득이 중요하다.

맺음말

이상과 같이 건강에 밀접한 관련된 여러 가지 원리나 요소들을 살펴보았다.

앞에서 언급한 것처럼 인간은 자신의 존재 가치나 잠재능력을 망각하거나 제대로 인식하지도 못하고 일생을 마감하게 된다. 특히 음양오행의 원리는 인식하지도 못하고 필요성도 느끼지 못한다.

혹 태어날 때부터 어떤 신체적 결함이나 오장육부에 약간의 문제가 있더라도 30대 중반까지는 음양오행의 기운에 의해 인체의 기능이 잘 발휘된다. 하지만 이후에 탐욕과 갈증적 욕망, 무질서한 생활, 음양오행의 법칙에 어긋난 기의 운용과 남용 등이 점차적으로 인체에 영향을 미쳐 노화가 진행되는 속도가 증가된다.

건강은 건강할 때 지키는 것이 좋겠지만 인생을 여유롭게 운영하지 못하는 대부분의 경우 건강이 나빠질 때 적신호가 켜지면서 비로소 건강의 중요성을 자각하게 된다. 이러할 때 자신의 건강이 어떤 상태인지에 대한 점검과 통찰이 필요하게 된다. 어느 시점에 정확히 자신의 건강상태를 아는 것은 매우 어렵다. 건강수칙을 지키면서 수시로 점검하는 것이 바람직 하다.

활동과 휴식의 조화, 정신적 갈등으로 헝클어진 심적 혼란을 명상으로 치유하여 음양밸런스를 조절하고, 과도한 욕망으로 인한 불규칙적인 생활습관과 감정상태의 흥분과 혼란을 잠 재우고, 자신의 목표에 대한 합리적인 계획을 설정하고 평온하고 화평한 정신상태를 유지하는 것이 중요하다.

음양은 쉽게 말하면, 밤과 낮이 교대하면서 생긴다. 인간은 하루의 일과를 마치고 수면에 들게 된다. 양陽적인 주간의 활동에서 음陰적인 수면에 들게 되면 수승하강하는 기혈의 순환이 일어난다. 필자는 기감을 느끼는 체질이어서 수련이 성공적으로 이루어진 시점부터 반복적이고 동일하게 명확한 기의흐름을 느끼고 있다. 단정적으로 음양밸런스를 보합하는 생체리듬의 존재를 주장하는 근거이다.

봄, 여름, 가을, 겨울이 생기면서 오행의 기운이 만물을 성장시킨다. 오행의 기운이 있는 음식을 섭취하고 호흡으로 천지의 음양오행 기운을 얻게 되면 인체는 음양오행의 기운이 자리잡게 된다. 우리의 정신도 계절과 자연의 영향으로 음양오행의 리듬을 자연스럽게 습득할 수 있을 것이다. 정기신精氣神은 따로 존재하는 것이 아니고 항상 동시적으로 작용한다. 이것들이 가장 이상적으로 작동 혹은 종합적으로 협력하게 되면 우리의 인체는 노화에서 자유로울 수 있다. 건강상 다소 문제가 있더라도 초고령의 나이가 아니라면 관절운동과 호흡법, 명상, 올바른 수면과 적절한 운동 등이 조화롭게 이루어지면 노화의 속도를 늦추고 건강해질 수 있다.

호흡법을 수시로 하여 호흡근육을 발달시키게 되면 인체 내의 독소나 염증을 제거하여 오장육부를 튼튼하게 할 수 있다. 올바른 건강 수칙을 장기적으로 실천하여 숙면을 취하고 하루의 음양밸런스 결과가 양호하게 나오면 인체는 점점 오장육부가 튼튼해지고 혈관뿐만 아니라 궁극적으로 뼛속 건강에 좋은 결과를 가져오는 변화가 지속된다.환골탈태의 변화가 수반되

대조표

	양	음
음식	따뜻한 음식	차가운 음식
호흡	들숨	날숨
정신	감정 활동, 스트레스	이성적 노력, 힐링
에너지 활동	중노동, 심한 근육운동	휴식과 근육이완, 호흡활동
근육활동	긴장, 팽창	이완, 수축

는 결과도 기대할 수가 있는 것이다.

관절운동으로 음양리듬(음양의 순환과 조화)과 음양밸런스를 유지하고 풍화수의 리듬을 회복하고 호흡수련으로 음양오행의 리듬과 기운을 더욱 증가시키면서 명상과 수면으로 바이오리듬을 정교하게 조절하는 종합적, 연합적 노력이 필요하다. 그리고 숙면으로 온몸 깊숙이 분산되어 퍼져 있는 독성물질이나 염증, 활성산소 등을 몰아낼 수 있다.

계절음식을 잘 섭취하고 소화시켜 오행의 기운을 늘리고, 천지간의 기운을 호흡하여 더욱 증강시키고, 명상수련을 통해 음양오행의 기운을 늘리면 여러 가지 이점이 있다.

목의 기운이 신장되면 어떠한 일을 착수하는 데 꾸물거리거나 주저하지 않고 실행할 수 있다. 그리고 운동이나 일상생활에서는 체력적 소모 없이 가볍게 움직일 수 있다.

화의 기운이 신장되면 강한 체력을 필요로 하는 활동이나 신체능력을 지니고 파워가 강해진다.

금의 기운이 강하면 근육이 형성되어 특정한 운동이나 노동에 특화된 능력을 발휘하게 된다.

수의 기운이 증가되면 물 흐르듯 유연하게 지속적인 동작을 취해도 에너지 소모가 적은 상태로 체질이 변하게 된다.

토의 기운이 강하면 다양한 동작을 취하는 데 자연스럽고,

다양한 스포츠에 적응할 수 있는 신체능력을 나타낸다.

이밖에도 음양오행의 기운이 좋아지면 사고와 판단에 치밀하고 섬세해지면서 상황판단, 추리, 예측능력 등이 향상되어 지혜로운 인간이 된다.

감정적으로 늘 여유롭게 지낼 수 있으며, 대인관계에서도 다양한 부류의 사람들과 교류할 수 있다. 사업적으로도 풍의 기운처럼 기초적인 단계에서 사업에 도움이 되는 다양한 준비작업을 실천할 수 있다. 또한 어떤 노력을 곧바로 시작할 수 있는 발심을 용이하게 하고, 이를 왕성하게 전개할 수 있는 의지(화의 기운)와 항상 일관성 있는 시스템의 완성(금의 기운)과 물 흐르듯 작동할 수 있도록 룰이 적용되는 시스템을 만드는 능력이 생긴다. 더불어 다양한 변화와 리스크를 대비하는 감성(토의 기운)도 얻게 된다.

천지간에는 이처럼 음양오행의 법칙이 한 순간의 어긋남 없이 운행되고 있고, 인간의 몸에도 음양오행의 기운이 작용하여 사고하고 행동하고 생명력을 유지시키고 있다고 할 수 있다.

음양오행의 기운을 얻어 좀 더 자유로운 인간으로 삶을 살아가는 것이 중요하다.

지은이 이상훈

1960년 1월 제주에서 태어났다.

유년시절 문득 인간은 정신적·육체적으로 너무 나약하다는 생각을 하게 되었다. 이런 이유로 인간에 대한 지식과 정보에 목말라 했고 각종 운동과 무술에 대한 관심도 지대하였다.

참선수행을 하기 전까지는 늘 책을 끼고 살았다. 유난히 위인전 읽기를 좋아했다.

10세쯤 인체 내부의 기의 움직임을 느끼는 기이한 현상이 별안간 일어났다. 이것은 능력이라기보다는 오랜 기간 굴레처럼 따라 다니면서 나를 괴롭게 하였다. 운동신경은 매우 발달하였지만 신체는 허약했고, 종종 이에 대한 자각증상이 반복되곤 하였다. 이를 벗어나기 위한 노력이 필요했고 건강해지는 방법을 찾는 것은 나에게 숙명이 되었다.

강한 육체와 정신이 필요하다는 끈질긴 신념이 면면부절하게 이어져 오늘의 결과를 낳았다. 주변에서 일어나는 자연현상과 주위 인물의 생로병사를 추적하고 각종 이론과 원리를 틈틈이 배우고 익혀, 인류에 다소 도움이 되리라는 작은 희망으로 이 책을 선보이게 되었다.

12관절운동과 수면호흡법

초판 1쇄 인쇄 2024년 8월 27일 | **초판 1쇄 발행** 2024년 9월 4일
지은이 이상훈 | **펴낸이** 김시열
펴낸곳 도서출판 자유문고
　　　　(02832) 서울시 성북구 동소문로 67-1 성심빌딩 3층
　　　　전화 (02) 2637-8988 | 팩스 (02) 2676-9759
ISBN 978-89-7030-179-2 03510　값 12,000원
http://cafe.daum.net/jayumungo

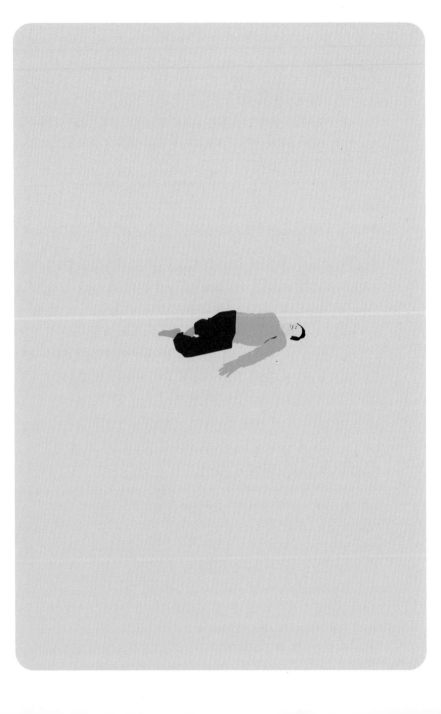

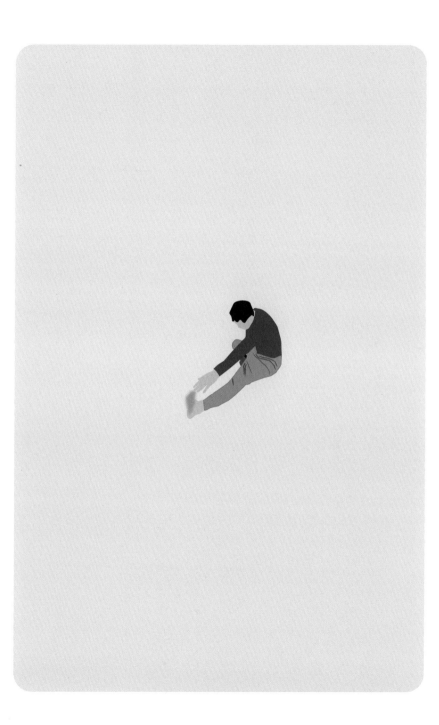